Susan Schaller wurde in Cheyenne, Wyoming, geboren und studierte an der San José State University in Kalifornien und an der University of North Carolina in Chapel Hill. Sie arbeitete als Lehrerin für Gehörlose und als Dolmetscherin für Gebärdensprache in Los Angeles, San Francisco und Washington. Sie lebt heute in Berkeley, ist mit einem Engländer verheiratet und Mutter von Zwillingen.

Dieses Buch wurde auf chlor- und säurefreiem Papier gedruckt.

Deutsche Erstausgabe September 1992

Titel der Originalausgabe »A Man without Words«

Originalverlag Simon & Schuster, New York

Umschlaggestaltung Adolf Bachmann, Reischach
Umschlagfoto Silvestris/Martin Wendler
Satz Fotosatz B. Reithmeier, Augsburg
Druck und Bindung Elsnerdruck, Berlin
Printed in Germany
ISBN 3-426-75002-3

2 4 5 3 1

Susan Schaller

EIN LEBEN OHNE WORTE

Ein Taubstummer lernt Sprache verstehen

Mit einem Vorwort von Oliver Sacks

Aus dem Amerikanischen von Heinz Tophinke, Robert Weiß Kollektiv Druck-Reif

Knaur

Für Ildefonso,
der seine Suche nach dem Sinn und
dem Ende der Einsamkeit
niemals aufgegeben hat.

Danksagung

Dieses Buch wäre nicht entstanden ohne die Anregung und die Hilfe von Ildefonso selbst, aber auch nicht ohne die beharrliche Unterstützung von Dr. Oliver Sacks. Mein Dank gilt ebenfalls Robyn Natwick, Jane Curtan, Don Breidenthal, Holly Elliott, Dennis Galvan und ihren sprach- und gehörlosen Schülern. Besonders möchte ich mich bei André Bohn, Geneviève Duss und Kathryn Johnson bedanken, die mir großzügig geeignete Räumlichkeiten zum Schreiben zur Verfügung stellten, sowie bei meinen Redakteuren Anne Freedgood und Jim Silberman für ihre Vorschläge, ihre Fragen und ihre Geduld. Dankbar bin ich auch Andrea Thach, Greg Castillo, Gregg DeMesa, Carol Harte, Ken, Don, Roger und ihren Freunden, Christine Marchant, Tim Baker, Emily Esner, Le Bateau Ivre, La Farine und dem Buttercup Café. Schließlich stehe ich auch noch in der Schuld von Michael Bloxham, der mich mit Großzügigkeit, Kritik und Babysitten unterstützt hat.

Vorbemerkung der Autorin

Gesichtsausdruck, Körperbewegungen und die Einbeziehung des Raums – das, was Gebärden Sinn, Tiefe und Poesie verleiht – können nicht übersetzt werden, und deshalb resultiert eine wörtliche Übersetzung des gebärdeten Ausdrucks häufig in entstellter oder verkümmerter Sprache. Der eigentliche gebärdete Ausdruck ist wesentlich differenzierter und beredter als seine Übersetzung.

Um der Diskretion willen wurden die meisten Namen in diesem Buch geändert.

Vorwort
Oliver Sacks

In gewisser Weise ist die Sprache für uns alle etwas Selbstverständliches. Warum auch nicht? Schließlich erlernen wir sie in frühester Kindheit, und zwar durch das Sprechen, im Gespräch mit unseren Eltern. Dabei haben wir keinerlei Schwierigkeiten und brauchen auch keine ausführliche Anleitung. So erlernen alle Menschen die Sprache ganz automatisch – mit Ausnahme der Gehörlosen. Für die, die von Geburt an völlig gehörlos sind, kann es sehr viel schwieriger und vom Zufall abhängig sein, ob und wie sie Sprache erwerben, denn sie können nicht auf normale Weise mit ihren Eltern sprechen: Sie erlernen Sprache nicht über das Hören. Natürlich sind sie ohne weiteres in der Lage, sie über das Auge wahrzunehmen – wenn sie das große Glück haben, daß sie früh genug eine visuelle Sprache, eine Gebärdensprache, lernen. Nehmen wir aber einmal an, ein Kind sei nicht nur taub, sondern lebe auch in einem Land, in dem es keine Schulpflicht gibt, und nehmen wir weiter an, es hätte nie etwas mit anderen Gehörlosen zu tun: Was dann? In diesem Fall wächst es heran und erreicht vielleicht sogar das Erwachsenenalter, *ohne eine Sprache zu haben:* Es stünde uns dann als erwachsener Mensch, als ein möglicherweise sehr begabter erwachsener Mensch, gegenüber, dem etwas fehlte, was allen anderen selbstverständlich ist. Denn ihm bliebe das natürliche und grundsätzliche Recht des Menschen auf Sprache versagt.

Wie würde das Leben für solch einen Menschen aussehen? Von welcher Art wären seine Gedanken und Gefühle? In welchem Ausmaß könnte er die menschliche Kultur und Gesellschaft begreifen und daran teilhaben? Wäre es ihm möglich, im Erwachsenenalter – und unter optimalen Bedingungen – das zu erlernen, was er als Kind nicht hatte lernen können? Diese Fragen haben sich selbst unter den größten Denkern in der Pädagogik und Psychologie nur sehr wenige gestellt. Und doch sind dies ganz wesentliche Fragen, die zahllose Aspekte der menschlichen Natur in einem völlig neuen Licht erscheinen lassen könnten.
Wer sich mit diesen Fragen beschäftigt hat, waren die französischen Philosophen der Aufklärung im achtzehnten Jahrhundert, die unablässig Vermutungen darüber anstellten, was am Wesen des Menschen »natürlich« und angeboren und was durch Sprache und Kultur bedingt sei. Sie waren fasziniert von Berichten über Personen, die aus irgendwelchen Gründen nicht unter normalen Umständen aufgewachsen waren und denen Sprache und manchmal sogar der Kontakt zu Menschen fremd war. Einer dieser Berichte handelt von Victor, dem »wilden Jungen« von Aveyron, der durch die Wälder streifte und im Alter von zwölf Jahren entdeckt wurde; ein anderes Beispiel ist Kaspar Hauser, der seit seinem vierten Lebensjahr in einem Keller angekettet lebte und keinerlei Kontakt zu anderen Menschen gehabt hatte. Doch in diesen Berichten wurden extreme und hochgradig pathologische Fälle von Individuen geschildert, denen jede zwischenmenschliche Beziehung fremd war. Gab es andere Personen, die normal unter Menschen aufgewachsen, aber dennoch nicht imstande gewesen waren, eine Sprache zu erlernen?

Ein derartiger Fall aus dem Jahre 1798 wurde uns von dem Grammatiker Sicard überliefert: Er beschreibt, wie er den begabten, aber gehörlosen und nicht sprachkundigen Jungen Massieu kennenlernte, wie er Massieu mit Sprache vertraut machte und wie der Junge daraufhin zu einem »neuen Sein« gelangte.
Von dieser frühen Literatur hatte ich einiges gelesen, und es hatte mich gefesselt – und dann mußte ich erstaunt feststellen, daß offenbar nichts »nachgekommen« war: Es sah ganz so aus, als hätte sich die Forschung seit beinahe zweihundert Jahren nicht mehr mit diesem Thema befaßt. Möglicherweise waren derartige Fälle im achtzehnten Jahrhundert, in dem es noch keine Schulpflicht gab, weitaus häufiger gewesen. Das war der Stand der Dinge, als ich im November 1987 zufällig einen Brief von Susan Schaller erhielt. Darin berichtete sie von ihren Erfahrungen mit einem siebenundzwanzigjährigen gehörlosen Mann ohne Sprache, der aus einer ländlichen Region in Mexiko stammte und den sie vor kurzem in Kalifornien kennengelernt hatte. Ich war fasziniert, als ich den Brief las. Ganz plötzlich und unerwartet war hier ein Fall aufgetaucht, der an die eindrucksvollen Berichte des achtzehnten Jahrhunderts anknüpfte, die ich gelesen hatte und für die ich zu meinem Bedauern keine Nachfolgefälle ausfindig hatte machen können. Schaller wirft all die alten Fragen wieder auf, doch sie tut es auf eine erfrischend neue, persönliche und spannende Art und Weise.
Ein Leben ohne Worte ist eine wunderbare und sehr genaue Studie über Ildefonso, jenen Mann ohne Sprache, und über Schallers geduldiges, hingebungsvolles und wohldurchdachtes Vorgehen mit dem Ziel, einen Kontakt zu ihm herzustellen und ihn mit der Sprache

vertraut zu machen. Die Tragweite dieses Unternehmens ist schwer zu erfassen – sie geht buchstäblich über unsere Vorstellungskraft hinaus, denn Ildefonso fehlte nicht nur Sprache, sondern jegliche *Vorstellung* von Sprache: Anfangs begriff er gar nicht, was Susan Schaller eigentlich von ihm wollte oder was andere auf so geheimnisvolle Weise in ihren zwischenmenschlichen Beziehungen »machten«. Zweifellos sehnte er sich aus ganzem Herzen danach, mit anderen in Kontakt zu treten, sich mitzuteilen. Doch dazu fehlte ihm jedes Mittel, das über Gestik und Mimik hinausging, jede Vorstellung von den ungeheuren Möglichkeiten, Abstraktes und Allgemeines über Sprache zu vermitteln.

In außergewöhnlicher Weise erzählt Schaller, wie Ildefonso zum ersten Mal *sieht,* was Sprache ist – wie er erstmals die Bedeutung einer Gebärde begreift (im Gegensatz zu Gesten und Mienenspiel sind Gebärden tatsächlich abstrakt). Ihre Beschreibung weist eine unverkennbare Ähnlichkeit zu Anne Sullivans Bericht auf, in dem geschildert wird, wie sich der blinden und gehörlosen Helen Keller zum ersten Mal Sprache offenbart, wie sie ihr erstes Wort, »Wasser«, begreift. Für Ildefonso war die erste Gebärde, das erste Wort (»Katze«) eine enorme Errungenschaft, eine Revolution, die seine Welt veränderte:

> Plötzlich nahm er eine aufrechte, steife Haltung ein, den Kopf etwas zurückgenommen, das Kinn nach vorne gestreckt. Seine Augen weiteten sich wie vor Entsetzen. [...] Er hatte es geschafft! Er hatte verstanden, hatte denselben Strom durchquert wie Helen Keller, als sie am Pumpbrunnen plötzlich den Zusammenhang zwischen dem Wasser, das

über ihre Hände floß, und dem Wort *water* (Wasser) herstellte. [...] Ildefonso war ins Universum der Menschheit eingetreten, hatte die geistige Gemeinschaft der Menschen entdeckt. Jetzt wußte er, daß es für ihn, eine Katze, einen Tisch, ja für alles einen Namen gab. [...] Nun sah er das Gefängnis, in dem er siebenundzwanzig Jahre lang allein, abgeschnitten von der Menschheit, gelebt hatte.

Dieser erste, unvorstellbare Schritt war der allerschwerste; nachdem sich Ildefonso eine Vorstellung von Sprache angeeignet hatte, konnte er sie allmählich in der intensiven Interaktion, im Kontakt zwischen Schüler und Lehrerin, erlernen. Der Lernprozeß ging oft enervierend langsam vor sich und war von großen Schwierigkeiten begleitet, doch es war ihm letztlich ein dauerhafter und erfreulicher Erfolg beschieden. »Er war ein Glücksfall für jeden Lehrer«, schreibt Schaller über ihren Schüler, und man gewinnt mitunter den Eindruck, als sei Ildefonso ein gehörloser Adam, der durch die Sprache und seine Lehrerin die ganze Welt neu entdeckt.

Sicard hatte seinen jungen Schüler Massieu mit Adam verglichen – mit einem Adam, der durch die Sprache eine neue Welt entdeckt und ein neues Sein erlangt. Einen solchen Vergleich legt auch *Ein Leben ohne Worte* nahe, doch der staunende und dankbare Ildefonso ist überdies ein zorniger Adam, der in Wut gerät, als er seinen Verlust erkennt: In gewisser Hinsicht wurde er seiner eigenen Kindheit beraubt. Im Gegensatz zu den unpersönlichen »philosophischen« Fallgeschichten des achtzehnten Jahrhunderts ist *Ein Leben ohne Worte* voller Gefühle und Leidenschaften; ausführlich werden

hier die einander widersprechenden Emotionen, die Doppelwertigkeiten in ihrer ganzen Tragweite für das Individuum dargestellt.
Schaller beschreibt in faszinierender Weise, wie sich Ildefonsos Denkprozesse, seine Sichtweise und seine ganze Persönlichkeit verändern, indem er Sprache und all das, was sie verkörpert, erlernt. Die Autorin bringt ihrem Schüler größte Hochachtung entgegen und legt ein außerordentliches Feingefühl an den Tag; manchmal ist sie sich nicht einmal sicher, ob das, was sie tut, wirklich das richtige ist. Sie fragt sich, ob Ildefonso nicht eine ganz eigene Unschuld hat, eine besondere, unverfälschte, nicht von Voreingenommenheit oder Sprache verdorbene Individualität. Und doch müssen sie weitermachen, sie wie auch er; hat der Lernprozeß erst einmal begonnen, gibt es kein Zurück mehr.
Die wichtige Tradition der philosophischen und sprachwissenschaftlichen Fallstudien war schon fast völlig in Vergessenheit geraten, obwohl damit zahlreiche sehr wesentliche Fragen aufgeworfen werden. Susan Schaller hat diese Tradition wieder aufleben lassen. *Ein Leben ohne Worte* ist eine spannende und bedeutsame Fallgeschichte. Aber es ist noch mehr – es ist der persönliche Bericht einer außergewöhnlichen Begegnung, eines Zusammentreffens zweier Menschen, die durch eine tiefe Kluft voneinander getrennt waren. Dies ist die Geschichte einer Begegnung, die sich äußerst selten ereignet und größtes Einfühlungsvermögen erfordert. Sie birgt Aspekte, wie sie in Beziehungen zwischen Schüler und Lehrer, Patient und Arzt, Kind und Eltern, Forschungsobjekt und Forscher eine Rolle spielen – und doch ist dieses Verhältnis letztlich ein ganz anderes.

Denn zwischen diesen beiden Menschen steht anfangs zwar die ganze Welt der Sprache, sie sind aber im wesentlichen doch ebenbürtig. Was sie erforschen und erringen, ist eine einzigartige Beziehung, ein außergewöhnliches Zusammenwirken!

[illegible] gro[illegible] Menschen [illegible]
zwar die ganze Welt der Sprache, sie sind aber [illegible]
[illegible] doch [illegible]
[illegible]
[illegible] Zusammen[illegible]

[illegible]

[illegible]
[illegible] Unt[illegible]
dem sich [illegible] Herz [illegible] Ge[illegible]
[illegible] Der [illegible] alle [illegible]
und dieser [illegible] Gott [illegible]
[illegible] Gedächtnis [illegible]
[illegible] Ehren [illegible]

Einleitung

Ich pflege immer zu sagen, daß die Begegnung mit Ildefonso, dem Helden dieses Buches, das spannendste Ereignis in meinem Leben war. Bis ich ihn kennenlernte, hätte ich mir nie vorstellen können, daß es einen Menschen ohne Sprache gab. Doch plötzlich war er da, ein Mann, abgeschnitten vom Rest der Welt, der nicht einmal wußte, daß so etwas wie Sprache überhaupt existierte.

Er saß allein in einer Ecke des Raums, in dem ich für gehörlose Schüler dolmetschen sollte. Ich war dort völlig überflüssig, denn alle Schüler beherrschten die Gebärdensprache – mit Ausnahme jener, die wie Ildefonso von Geburt an taub waren und nie eine Sprache erlernt hatten.

Ich bin nicht gehörlos und auch keine Sprachwissenschaftlerin, aber die Amerikanische Gebärdensprache *(American Sign Language, ASL)* und die ausdrucksstarke visuelle Welt der Gehörlosen hatten es mir bereits im Alter von siebzehn Jahren angetan. Gelangweilt von der High-School, besuchte ich die Theaterwissenschaftliche Abteilung der nahe gelegenen California State University und betrat dort ein Klassenzimmer, in dem sich fast die Hälfte der Studenten in Gebärdensprache verständigte. Der Kurs hieß »Visuelle Dichtkunst«, und dieser Name gefiel mir auf Anhieb. Geleitet wurde er von Lou Fant, einem Schauspieler mit Gehör und Professor für Schauspiel, der als Sohn gehörloser Eltern

schon seit seiner Kindheit die Gebärdensprache beherrschte.
Ich hatte mich gerade gesetzt, als der Professor hereinkam und mit seiner ersten Vorlesung begann. Er hielt seinen Vortrag in Gebärdensprache, und ein Dolmetscher übersetzte seine Gebärden in die englische Lautsprache. Ergriffen sah ich zu, wie Fant Bilder in die Luft malte, und diese erste Begegnung mit einer höchst künstlerischen Sprache, bei der Augen, Gesicht und Körper auf ganz neue Weise eingesetzt wurden, erstaunte und faszinierte mich. Ebensowenig wie man sich vornehmen kann, an einem Gedicht Gefallen zu finden, hatte ich den Entschluß gefaßt, die Gebärdensprache zu erlernen; sie hatte mich einfach in ihren Bann geschlagen.
Fant erklärte den Drama-Studenten, daß Gehörlose den Hörenden weit überlegen seien, wenn es darum ginge, sich mit Gesicht, Händen und Körper auszudrücken. Ziel des Kurses sei aber nicht das Erlernen der Gebärdensprache, sondern das Erforschen visueller Kommunikationsmittel, um sich mit ihrer Hilfe besser ausdrükken zu können. Fants Gebärden fesselten mich. Ich hätte nie gedacht, daß zwei Hände und ein Gesicht so viel mitteilen konnten. Er erweckte mit seinen Gebärden den Eindruck, gleichzeitig Tänzer, Bildhauer, Maler, Dichter und Schauspieler zu sein. Ich konnte den Blick von ihm und seiner dreidimensionalen Kunst nicht wenden. Und da er alles übertraf, was die High-School bieten konnte, beschloß ich, sämtliche seiner Kurse zu besuchen. Jeden Dienstag und Donnerstag schwänzte ich nun die Schule und lief zur drei Kilometer entfernten Universität, wo ich in jenem Unterrichtsraum ein neues Verhältnis zu meinem Gesicht

und meinen Händen entwickelte und meine ersten Freundschaften mit Gehörlosen schloß. Es kam mir vor, als ob ich bis zu diesem Zeitpunkt irgendwie blind gewesen wäre oder die Welt bestenfalls mit halbem Auge wahrgenommen hätte.

Aus reiner Freude an dieser neuen Sicht-Weise studierte ich auch im darauffolgenden Jahr bei Lou Fant. Ich hatte nie das Ziel, Dolmetscherin zu werden, aber sobald ich mich in Gesprächen fließend ausdrücken konnte, bat man mich zu dolmetschen. Mir war der freundschaftliche Kontakt zu Gehörlosen wichtiger als die Tätigkeit des Übersetzens, aber ich mochte die ASL, und als ich John heiratete, während wir beide noch aufs College gingen, konnte ich durch Dolmetschen mit für unseren Lebensunterhalt sorgen. Außerdem machte ich als Dolmetscherin einige interessante Erfahrungen; so arbeitete ich unter anderem bei Tauchkursen, Tiersektionen, Hochzeiten und Raubtiervorführungen, und einmal dolmetschte ich sogar mit OP-Kleidung und Gesichtsmaske in einem Operationssaal.

Nachdem John und ich jahrelang von einem Ort zum anderen gezogen waren, an dem jeweils einer von uns studieren konnte, während der andere dort einen Arbeitsplatz bekam, zogen wir Ende der siebziger Jahre nach Los Angeles, wo John ein Medizinstudium begann. Ich hatte mein Studium in *Public Health Education* [etwa: Präventivmedizin] inzwischen abgeschlossen und arbeitete ehrenamtlich in Projekten zur Psychohygiene und gegen Alkoholmißbrauch. Eine bezahlte Ganztagsbeschäftigung in diesem Bereich schien es jedoch nicht zu geben. Während ich nach einer Stelle suchte, traf ich zufällig Cal wieder, einen gehörlosen Freund und emeritierten Professor, der mir nachdrücklich riet, mich in die Kartei der örtlichen Stellenvermittlung für Dolmetscher aufnehmen zu lassen. Auf sein Drängen hin stellte ich mich bei der lokalen Behörde zur Betreuung Gehörloser vor und wurde nach Beantwortung einiger Fragen als Dolmetscherin für Aushilfs- und Teilzeitjobs vorgemerkt. Und so lernte ich auch Ildefonso kennen.

KAPITEL 1

Bereits einen Tag, nachdem ich mich bei der lokalen Stellenvermittlung für Gebärdensprachdolmetscher in Los Angeles gemeldet hatte, erhielt ich telefonisch meinen ersten Auftrag: Das städtische College brauche für seine neue Abteilung noch einen Dolmetscher. Man sagte mir nicht, um welchen Kurs es sich handelte, nur daß ich mich in Raum 6, Bungalow D, einfinden solle.
Ich fuhr etwas früher als nötig mit dem Bus los, damit ich mich vor Kursbeginn dem oder den gehörlosen Schülern vorstellen und mir noch kurz den einen oder anderen Fachbegriff aneignen konnte, falls ich mit der Materie nicht vertraut war. Aber noch bevor ich den Raum 6 betreten hatte, wußte ich, daß dies kein gewöhnlicher Kursus war. Anstelle von Bank- und Stuhlreihen, die auf die Tafel ausgerichtet waren, hatte man den Raum mit knapp zwei Meter hohen Trennwänden unterteilt, und überall herrschte Chaos. In einer Ecke führte eine kleine Gruppe von Gebärdensprechern eine hitzige Diskussion. Weiter hinten war eine größere Ansammlung von Personen in ein ebenso lebhaftes Gespräch vertieft, und am anderen Ende des Raumes stand ein weiterer Gebärdensprecher. Eine Frau mittleren Alters saß an einem Tisch und malte Bilder, eine jüngere las in einem Schulheft. Und ein Mann schaukelte ununterbrochen auf seinem Stuhl hin und her und starrte dabei auf die Tischplatte. Plötzlich wurde mir klar, daß fast jeder in diesem Raum gehörlos war.
Ich kam zu dem Schluß, daß die Frau mit dem verzwei-

felten Gesichtsausdruck, die von pausenlos gebärdenden Leuten umgeben war, die Lehrerin sein mußte. Ihr Gesicht war gerötet, und sie drehte sich, während sie dauernd Gebärden machte, von einem Schüler zum anderen. Ich versuchte, zu ihr vorzudringen, aber ein großer Mann mit Afro-Frisur beanspruchte ihre ungeteilte Aufmerksamkeit, indem er seine langen Arme wie Säbelklingen durch die Luft sausen ließ und in Gebärden lautlose Schreie ausstieß. Ich wollte sehen, ob ich mich nicht irgendwie nützlich machen konnte, und setzte mich einer Frau mittleren Alters mit hellbraunen Augen gegenüber. Langsam buchstabierte ich meinen Namen im Fingeralphabet und machte dann meine Namensgebärde (das ist eine besondere, für jeden Menschen individuelle Gebärde, die nichts mit dem eigentlichen Namen zu tun hat). Die Frau sah mich aufmerksam an, atmete tief durch und nickte. Ich wartete auf eine Erwiderung, doch statt dessen gestikulierte sie unverständlich in der Luft herum, senkte den Kopf und zog die Augenbrauen hoch – die gebräuchliche Mimik für ein Fragezeichen. Sie bewegte die Lippen, als spräche sie, bildete jedoch keine einzige verständliche Silbe. »Wie bitte?« gebärdete ich und zog eine Augenbraue hoch, um zu zeigen, daß ich nicht begriffen hatte. Sie antwortete mit weiteren bedeutungslosen Gesten, Mundbewegungen und stimmlosen Schnalz- und Zischlauten. In ungefähr jeder fünften Geste erkannte ich eine Gebärde. Ich lehnte mich zurück und sah ihr dabei zu, wie sie mit Mimik, Gestik und Gebärden eine unzusammenhängende Geschichte erzählte, bei der es irgendwie um Sex, Blut und Gewalt ging. Als sie mir ein Rechenheft zeigte und darin zu schreiben begann, stand ich behutsam auf und ging weg.

Plötzlich hörte ich jemanden mit klarer Stimme sprechen und drehte mich um. Eine junge, blonde Frau in einem blau-weißen Sommerkleid und mit Söckchen redete laut und mit übertriebenen Mundbewegungen. Gleichzeitig machte sie Gebärden, die aber nicht einmal die Hälfte von dem vermittelten, was sie sagte. Beim Zusehen bemerkte ich, daß sie nicht die ASL benutzte, sondern lediglich englische Gebärden, die sie zudem in der englischen Wortfolge aneinanderreihte.* Ziellos ging sie umher, blieb an jedem Tisch und bei jedem Schüler stehen, erteilte Ratschläge und fragte nach, womit sich der Schüler gerade beschäftigte. »Entschuldigen Sie«, sagte und gebärdete ich gleichzeitig, um ihre Aufmerksamkeit auf mich zu lenken. Doch weil sie, völlig sinnloserweise, so laut redete, hörte sie mich nicht. Wie viele Menschen sprach sie gegenüber Gehörlosen lauter, ohne sich die Nutzlosigkeit dieses Verhaltens klarzumachen. »Entschuldigen Sie«, wiederholte ich,

* Die Amerikanische Gebärdensprache (ASL) ist nicht mit dem Englischen verwandt, und die Folge ihrer Zeichen entspricht auch nicht der Wortstellung des Englischen. Beispielsweise wird *I eat bread everyday* (Ich esse täglich Brot) in ASL ausgedrückt als: *Everyday bread eat I.* Da die beiden Sprachen grammatikalisch völlig verschieden sind, ist es unmöglich, gleichzeitig Englisch zu sprechen und ASL-Gebärden zu verwenden, außer bei einigen kurzen, auswendig gelernten Redewendungen. Gebärdetes Englisch (entspricht im Deutschen in etwa den sog. »lautsprachbegleitenden Gebärden« [LSG]) ist der Gebrauch von ASL-Gebärden in englischer Wortfolge, wobei die grammatikalischen Regeln der ASL meist nicht beachtet werden. Oft werden Gebärden erfunden, und zwar üblicherweise von Hörenden, um ein bestimmtes englisches Wort oder eine grammatikalische Konstruktion (z. B. die Verlaufsform *-ing)* auszudrücken. Aber der Gebrauch der ASL ist unabhängig von der Kenntnis des Englischen möglich. Einige gehörlose und viele hörende Gebärdensprecher verwenden allerdings nur lautsprachbegleitende Gebärden.

»was ist das für ein Kurs?« Die Frau gab mir mit hektischen Gebärden Antwort und wandte sich jemand anderem zu. Nach dem Willen der Schulbehörde, die dieses traurige, völlig fehlorganisierte Durcheinander nie selbst erleben sollte, war dies der »Lesekurs«.
Erschüttert, aber neugierig wollte ich mich um einen anderen Schüler kümmern. Zögernd näherte ich mich dem Mann, der mit seinem Stuhl hin und her schaukelte. Seinen Oberkörper hatte er dabei so weit vorgebeugt, daß der lange Hals fast eine Parallele zum Tisch bildete. Als ich ihm sanft auf die Schulter tippte, um ihn auf mich aufmerksam zu machen, fing er plötzlich an, noch schneller zu schaukeln, und wich meinem Blick aus. Ich war ratlos und fühlte mich überflüssig, also beschloß ich, nach Hause zu gehen und bei der Stellenvermittlung anzurufen. Schon fragte ich mich, wie lange ich wohl auf einen Bus warten müßte. Bereits im Gehen begriffen, blieb ich an der Tür noch einmal stehen und betrachtete diese unglaubliche Ansammlung von Menschen. Und da sah ich ihn. Urplötzlich änderte ich meine Meinung und entschied mich hierzubleiben.

Er saß allein am anderen Ende des Raums mit dem Rükken zur Wand, die rechte Schulter an eine orangefarbene Trennwand gelehnt; er hielt die Arme verschränkt und beobachtete ebenfalls das Geschehen. Aufmerksam studierte er alles und jeden in diesem Raum.

Das Gesicht mit den wilden schwarzen Augen über den hohen Wangenknochen und der breiten, geraden Nase hätte einem mexikanischen Wandgemälde entstammen können. Sein Blick offenbarte Verwirrung und Angst, und noch etwas anderes: Wachheit, Anspannung und Sehnsucht. Seine Augen wanderten hin und her, nicht nur beobachtend, sondern suchend.

Mit gerunzelter Stirn ging die blonde Helferin zu ihm, schob ihm ein Arbeitsheft hin, deutete auf eine Seite mit Bildern und Wörtern und drückte ihm einen Bleistift in die Hand. Er hatte offensichtlich keine Ahnung, was sie von ihm wollte, zeigte jedoch seine Kooperationsbereitschaft, indem er die Bleistiftspitze zu der Stelle bewegte, auf die die Frau deutete. Ungeduldig nahm sie seine Hand mit dem Stift und führte sie über die Seite, wobei sie eine Verbindungslinie zwischen dem Bild einer Katze und den riesigen Buchstaben C-A-T (»Katze«) zog. Dann klopfte sie ihm auf die Schulter und blickte ungeheuer zufrieden drein; sie nickte heftig mit dem Kopf, gebärdete »Ja, ja, richtig, richtig« und eilte zu einem anderen Schüler. Der Mann starrte eine Weile auf das Heft, legte dann den Bleistift hin und verschränkte die Arme wieder vor der Brust. In seinem Gesicht stand jetzt noch mehr Verwirrung geschrieben als zuvor, und er wirkte plötzlich müde.

Die Lehrerin bat um Aufmerksamkeit, indem sie mit den Armen in der Luft herumfuchtelte, woraufhin sich ein paar Schüler zu ihr umdrehten. »Pause«, gab sie in Gebärden zu verstehen. »Pause, Essen, Cafeteria. Raus, alle, gehen.« Ihr Gesicht blieb dabei völlig ausdruckslos. Ich schloß mich der hinausströmenden Menge an und beschleunigte meine Schritte, um die blonde Assistentin einzuholen. »Entschuldigen Sie. Hallo, ich bin Susan«, sagte und gebärdete ich gleichzeitig.

»Tag. Ich heiße LuAnn«, erwiderte sie ohne Gebärden.

»Wie lange arbeiten Sie schon hier?« Wieder redete und gebärdete ich, da ich mir der vielen Gehörlosen um uns herum bewußt war.

»Ich habe erst gestern angefangen. Und Sie? Sind Sie auch eine neue Helferin?«

»Nein«, erklärte ich, »ich bin Dolmetscherin. Ich habe gesehen, daß Sie mit dem Mexikaner gearbeitet haben, der an der Trennwand gesessen hat. Wie heißt er?«
»Ich weiß nicht. Ich habe ja erst gestern angefangen.«
»Kann er die Gebärdensprache?«
Sie legte die Stirn in Falten. »Ich weiß es nicht.«
»Es würde mich nur interessieren, ob Sie mal gesehen haben, daß er die Amerikanische Gebärdensprache oder vielleicht auch die Mexikanische Gebärdensprache benutzt hat.«
»Nein, ich hatte noch nicht viel Zeit für ihn.«
»Wie ich gesehen habe, bringen Sie ihm bereits englische Wörter bei. Demnach kennt er also bereits das Alphabet. Kann er auch schon Wörter?«
»Das weiß ich nicht. Schließlich bin ich nicht die Lehrerin. Reden Sie mit Elena. Ich bin nur eine Hilfskraft.«
LuAnn wandte sich einer anderen Hörenden zu, mit der sie sich ohne Gebärden unterhielt und die Schüler damit wiederum vom Gespräch ausschloß.
Das Ganze war einfach lächerlich. Warum hatte man mich, eine Gebärdensprachdolmetscherin, in einen Kurs bestellt, in dem alle gehörlos waren und die Lehrerin die Gebärdensprache beherrschte?
Ich eilte ins Hauptgebäude, wo ich kurz Pause machen und danach mit der Lehrerin sprechen wollte. Nachdem ich einen Kaffee hinuntergestürzt und den leeren Becher in den Mülleimer geworfen hatte, stieß ich auf dem Rückweg beinahe mit einem der gehörlosen Schüler zusammen, einem keß wirkenden Teenager. Gebärdend erzählte er mir, er müsse eigentlich nicht zur Schule gehen, sei aber neugierig und wolle es einmal ausprobieren. Seine anmutigen Gebärden und das verschmitzt lächelnde schwarze Gesicht hatten etwas Erfrischen-

des und Aufheiterndes. Zum Spaß tat ich so, als könne ich die Gebärdensprache nicht verstehen. »Nur vom Mund ablesen«, gebärdete ich. »War nett, Sie zu treffen«, und schon rannte ich ins Klassenzimmer zurück.
Aber ich kam zu spät. Die Lehrerin war bereits von Schülern umlagert. Der wie ein Maya aussehende Mexikaner saß noch immer in seiner Ecke, die Arme weiterhin defensiv vor der Brust gekreuzt. Sein Blick war unstet wie der einer Katze, ihm entging keine Bewegung. Ich ging zu ihm hinüber.
Sein Körper spannte sich erwartungsvoll, als ich mich ihm näherte. Mit einer Geste und meiner Namensgebärde begrüßte ich ihn. Er imitierte meine Bewegungen und machte eine ungenaue Nachahmung meiner Namensgebärde. »Dein Name?« fragte ich in Gebärden. Wieder ahmte er meine Bewegungen nach. Sein Blick war unablässig auf meine Augen gerichtet, der angespannte Körper und sein Gesichtsausdruck verrieten seine Kommunikationsbereitschaft. Ich setzte mich ihm gegenüber und hob die Hände zum Zeichen, daß ich ein neues Gespräch beginnen wollte. Augenblicklich hielt auch er seine Hände hoch. Also ließ ich meine wieder sinken und nahm die Haltung eines Zuhörers ein, doch nun nahm auch er die Hände herunter und sah mich an. Daraufhin begann ich einen schablonenhaften mimischen Bewegungsablauf, der mir ungefähr vorkam wie »Ich Jane, du Tarzan«. Und er wiederholte jeden Gesichtsausdruck und jede Bewegung und sah mich dabei zustimmungsheischend an. Schließlich drückte ich seine Hände leicht auf die Tischplatte und spielte mit einer Hand noch einmal meine Tarzan-Posse durch. Aber sobald ich seine Hände losließ, fing er sofort wieder an, meine Gesten nachzuahmen.

Und noch einmal versuchte ich ihm ohne Sprache zu erklären, daß es Sprache gab, wollte ihm ohne Begriffe vermitteln, daß alles einen Namen hatte, doch es gelang mir nicht. Er wußte, daß er mich enttäuscht hatte, sein Gesichtsausdruck ließ daran keinen Zweifel. Wir waren nur ein paar Zentimeter voneinander entfernt und hätten doch ebensogut von zwei verschiedenen Planeten stammen können; eine wirkliche Begegnung schien unmöglich.

Als ich in meine Wohnung kam, erinnerten mich kahle Wände und Stapel von Umzugskartons daran, daß John und ich eigentlich kein Zuhause hatten. Wieder eine andere Stadt, eine neue Wohnung, alles wie gehabt. Unser Appartement war klein und bestand aus einem einzigen langgestreckten, dunklen Raum, aber etwas anderes konnten wir uns nicht leisten. Als ich die unordentlich übereinandergestapelten Kartons betrachtete, überkam mich wieder jenes Gefühl der Hilflosigkeit, das mich bereits im Lesekurs befallen hatte. Was sollte ich tun, und hatte es einen Sinn, überhaupt etwas zu tun? Widerstrebend packte ich den erstbesten Karton aus, stellte eine Tüte Reis auf den Tisch, stapelte zehn Bücher auf den Boden und legte ein paar nicht zusammengehörende Socken in den Schrank.

Beim weiteren Auspacken schweiften meine Gedanken ziellos umher; und dann dachte ich an den verborgenen Intellekt jenes Mannes, der zweifellos klug und aufgeschlossen war und sich so sehr danach sehnte, mit anderen zu kommunizieren. Fragen schossen mir durch den Kopf. Wer war er wohl? Und wie hatte er es all die Jahre geschafft, sich im Leben zurechtzufinden? Wie konnte jemand, der jahrzehntelang nur Stille und Bedeutungs-

losigkeit erfahren hatte, begreifen, was Sprache und abstrakte Kommunikation waren? Und gab es einen Ausweg aus dieser Einzelzelle?
John kam nach Hause, erschöpft von seinem zweiten Studientag. Wir waren beide zu müde, um uns zu unterhalten, doch wir erzählten einander kurz, was wir an diesem Tag getan hatten. Aber er konnte sich kein Bild davon machen, wie es in einem Raum voller gehörloser Schüler zuging, und er begriff auch nicht, wie isoliert man ohne Sprache lebte. Wir gingen früh zu Bett, aber ich konnte nicht einschlafen. Immer wieder fragte ich mich, wie ich Zugang zu diesem geheimnisvollen Maya finden konnte. Wie dachte dieser Mann ohne das Instrument der Sprache? Was sah er in den scheinbar sinnlosen Interaktionen, die um ihn herum stattfanden? Konnten wir uns jemals kennenlernen?
Am nächsten Morgen machte ich mir während der Busfahrt Gedanken über mögliche Lernstrategien. Womit sollte ich anfangen? Ich versuchte mir vorzustellen, in einer Welt ohne Sprache zu leben, versuchte zu begreifen, was es hieß, wenn man ohne Information, ohne Anhaltspunkt und ohne irgendein Feedback Bedeutung (er)finden und auf die Welt übertragen mußte. Dieser Mann hatte niemals eine Erklärung bekommen. Selbst einem einjährigen Baby mußte die Welt zusammenhängender erscheinen als ihm.
Mir kam ein Erlebnis in den Sinn, das ich in dem dunklen Gang des Ohlone College, in der Nähe von San Francisco, gehabt hatte. Dort trat mir ein großer, hagerer Mann mit widerspenstigem, in die Stirn fallendem Haar in den Weg, grüßte mich mit einer einfachen Geste und sagte in der Gebärdensprache: »Mein Name ist B-o-b.«
»Guten Morgen«, erwiderte ich, »mein Name ist...«

»Mein Name ist B-o-b«, unterbrach er mich. »Mein Name ist B-o-b.« Diesen Satz wiederholte er so lange, bis ich weiterging. Später erfuhr ich, daß er von Geburt an gehörlos war und daß der einzige Versuch, ihm Sprache zu vermitteln, lediglich in dieser sinnlosen Wiederholung resultierte. Einer meiner Freunde beteiligte sich an der Suche nach einem Rehabilitationsplatz für ihn, bekam aber überall die Antwort, man könne nichts für ihn tun; er sei ein aussichtsloser Fall.

Ich sträubte mich gegen den Gedanken, daß der Maya ebenfalls ein hoffnungsloser Fall sein könnte. Schließlich hatte er sich bisher erfolgreich durchs Leben geschlagen. Er mußte irgendeine Form von Kommunikation erfahren haben, und wenn sie noch so primitiv war. Um ihn zu verstehen und eine Kommunikation zu ermöglichen, mußte ich mich ihm außersprachlich nähern. Er kannte den Umgang und die Interaktion mit Dingen, die für ihn namenlos waren – Formen, Gerüche, Temperaturen und Stoffe. Um ein Bedürfnis auszudrükken oder eine Reaktion herbeizuführen, mußte er Gesten erfinden und Gesichter schneiden. Also mußte ich mit ihm zusammen die unmittelbare, konkrete, sichtbare Umgebung erfahren. Wir brauchten etwas Greifbares vor uns, etwas außerhalb von uns, über das wir uns austauschen konnten. Jetzt erkannte ich, wie wertlos meine erste Unterrichtsstunde über Namen gewesen war. Er hatte jahrzehntelang ohne Namen gelebt, und trotzdem hatte er, auch ohne einen Namen zu haben, ein Gefühl für seine Person. In seinem Dschungel brauchte Tarzan keinen Namen. Ich mußte völlig anders an ihn herangehen. Als der Bus an meiner Haltestelle hielt, stieg ich aus, bereit, ein Verbindungsglied zwischen zwei einander fremden Welten zu entdecken.

KAPITEL 2

Doch schon als ich den Rasen überquerte, der die Gebäude säumte, verlor ich meine Zuversicht. Wie breit war die Kluft zwischen uns? Konnten wir sie tatsächlich überwinden? Vor dem Bungalow D blieb ich stehen, blickte in den dunkelblauen Himmel hinauf und atmete tief durch. Dann betrat ich das Gebäude und ging ins Klassenzimmer, das sich gerade zu füllen begann. Die Lehrerin stand ausnahmsweise allein.

»Guten Morgen, ich bin Susan Schaller«, begrüßte ich sie.

»Hallo, ich bin Elena Johnson.« Ihr Lächeln wirkte erfrischend echt.

»Ich bin als Dolmetscherin für Ihre Schüler eingestellt worden, aber es sieht nicht so aus, als würden Sie so jemanden brauchen. Kann ich sonst etwas für Sie tun? Gibt es irgendwelche Unterrichtseinheiten oder andere Aufgaben, bei denen ich Ihnen helfen könnte?«

Elena zuckte die Achseln, lächelte und deutete auf ein paar einzelne Arbeitshefte und fotokopierte Blätter. »Das ist alles, was wir haben«, erwiderte sie mit einem unangebrachten Kichern. »Es gibt keine Bücher, keine Materialien, keinen Lehrplan und keine Richtlinien. Das hier habe ich alles entweder auf eigene Faust gekauft oder selbst ausgearbeitet. Es gibt so gut wie kein brauchbares Lehrmaterial für gehörlose Erwachsene, die Englisch lernen, besonders dann nicht, wenn sie Anfänger sind. Ich bin zumindest noch immer auf der Suche. Einstweilen behelfe ich mich mit dem, was ich zufällig auftreibe oder was mir eben einfällt. Ich weiß nicht, was ich Ihnen antworten soll. Sie müßten erst mal improvisieren, bis ich alle beurteilen und Gruppen bilden kann.«

»Gestern habe ich mich mit der dunkelhaarigen Frau, die neben der Tür sitzt, unterhalten – besser gesagt, ich habe es versucht. Wissen Sie etwas über sie? Kennt sie die Gebärdensprache?«

»Ach, Sie meinen Mary Ann? Sie kann ein paar Gebärden und lernt gerade das Fingeralphabet; ihre Sprachkenntnisse sind ziemlich gering. Ich glaube, sie ist auf einer Farm aufgewachsen und hat ihr ganzes bisheriges Leben dort verbracht. Auf jeden Fall hat sie kaum etwas anderes gesehen, bis jemand gekommen ist und sie geheiratet hat. Das ist jetzt das erste Mal, daß sie eine Schule besucht.«

»Und der große Mann, der am mittleren Tisch saß?«

»Das ist Tom. Er wurde in einem Heim für geistig Behinderte aufgefunden. Als er ein Baby war, stellte man eine falsche Diagnose. Und so lebte er vierzig Jahre lang mit geistig Behinderten zusammen, bis jemand entdeckte, daß er gehörlos ist und über durchschnittliche Intelligenz verfügt.« Elena sprach diese Worte emotionslos aus, hielt den Blick dabei aber auf die Platte ihres Schreibtischs geheftet. Ich sah mich außerstande, mich im Augenblick auf diese Tragödie einzulassen, deshalb fragte ich schnell weiter.

»Und was ist mit dem Mann da drüben an der Trennwand; wissen Sie etwas über ihn?«

»Er heißt Ildefonso. Siebenundzwanzig Jahre alt und illegaler Einwanderer aus Südmexiko. Ich helfe ihm beim Formulare-Ausfüllen, damit er in den USA bleiben und auf die Schule gehen kann. Er stammt aus einer ländlichen Gegend und hat niemals Unterricht gehabt, auch nicht in Gebärdensprache. Inzwischen hat er angefangen, Zahlen zu lernen, aber Gebärden versteht er nicht.«

»Wenn er keine Gebärden kann, wieso wissen Sie dann, wie er heißt und woher er kommt?«

»Er hat einen Onkel hier in der Gegend, mit dem ich mich unterhalten habe, als er Ildefonso für den Kurs angemeldet hat.«

Den letzten Satz synchronisierte Elena mit Gebärden, weil sich mittlerweile Gebärdensprecher um uns versammelt hatten. Der große Mann mit der Afro-Frisur bahnte sich mit den Ellbogen den Weg zu ihr und verlangte, daß Elena ihm bei seinen tausend Problemen helfe, die überhaupt nichts mit der englischen Sprache, der Schule oder dem Lesenlernen zu tun hatten. Als er mit einem Zwangsräumungsbescheid für seine Wohnung vor ihr herumfuchtelte und eine Erklärung und Lösung von ihr forderte, kämpfte ich mich durch die Menge und schlug die Richtung zu Ildefonso ein.

»Ach, Susan«, rief Elena mir hinterher, »wir brauchen Dienstag- und Donnerstagnachmittag einen Dolmetscher für den Kurs zum selbstbestimmten Leben.«

Ich nickte und machte die »O.k.«-Gebärde.

Ildefonso. Mit Erstaunen mußte ich feststellen, wieviel Sicherheit es mir gab, seinen Namen zu kennen. Anders als für ihn war die Wirklichkeit für mich wirklicher, konkreter, wenn sie benennbar war. Eine Welt ohne Namen, ohne die Informationen, die mir unzählige Namen und Wörter vermittelten, konnte ich mir nicht vorstellen. Ich wünschte, ich hätte Einblick in sein namenloses Denken.

Während meiner Kindheit in Wyoming wollte ich unbedingt Forscherin werden, doch ich fürchtete immer, es würde bereits alles entdeckt sein, bis ich endlich erwachsen war. Jetzt konnte ich zum erstenmal in meinem Leben sein wie John Muir, der Held meiner kindlichen Träume; ich stand wie er an der Grenze zu einer unbekannten Welt. Ich würde sie überschreiten und den fremden Menschen erforschen, der keine Sprache kennt.

Es trennten mich nur noch wenige Stühle von dieser Grenze, als sich mir eine stämmige Mexikanerin mit gelocktem Haar entschlossen in den Weg stellte, mir ihr aufgeschlagenes Arbeitsheft in die Hand drückte, um beide Hände frei zu haben, und mich mit Fragen löcherte wie einen Schweizer Käse. Ganz ohne Zweifel war sie die schnellste Gebärdensprecherin, die ich je gesehen hatte.

»Guten Morgen«, sagte ich in Gebärdensprache und setzte eine schläfrige Miene auf in der Hoffnung, sie würde ihre Sprechgeschwindigkeit verringern. Dann stellte ich mich vor und bat sie, ihre Fragen zu wiederholen. Ungeduldig buchstabierte sie ihren Namen und produzierte ein hastiges »Schön, Sie zu sehen«. Ich konnte nur J-u-?-n-i-t-a ausmachen, schloß daraus aber richtig auf Juanita. Schnell wiederholte sie ihre Reihe von Fragen und ergänzte sie mit Beschwerden über das Englische. Das kräftige rote Haar dieser Frau paßte zu ihrem feurigen Temperament. Die Zeichen des Fingeralphabets und die Gebärden folgten so rasch aufeinander, daß ich kaum zu blinzeln wagte, damit mir nicht ganze Gebärden oder Redewendungen entgingen. Ich hoffte nur, daß ich niemals ihre Gebärden simultan in die Lautsprache übersetzen mußte, denn so schnell konnte ich nicht sprechen. Es dauerte zwanzig Minuten, bis ich ihr alles gesagt hatte, was sie über das Imperfekt wissen wollte, und noch einmal längere Zeit, bis sie Antwort auf all das bekommen hatte, was sie an den unregelmäßigen Verben interessierte. Dann schob ich mich erschöpft an den drei letzten Stühlen vorbei, ließ mich auf den Stuhl gegenüber von Ildefonso fallen und begrüßte ihn mit einem Lächeln. Als unsere Blicke sich kreuzten, nickte er leicht mit dem Kopf, löste die Arme aus ihrer Verschränkung und ließ sie auf der Tischplatte ruhen. Doch jetzt, da ich endlich wieder in seine klugen Augen blickte, wußte ich nicht mehr, wie ich weitermachen sollte.

Vor sich hatte er ein Arbeitsheft liegen. Ich deutete darauf und blickte ihn mit hochgezogenen Augenbrauen fragend an. Sein Körper straffte sich, er imitierte meinen Gesichtsausdruck und hob das Heft am Rand ein wenig hoch. Ich nickte und machte die Gebärde für »Buch/Heft«*. Diesmal ahmte er die Gebärde nicht nach, sondern schlug das Heft auf, als hätte ich es ihm befohlen. Offenbar war meine Gebärde für ihn weniger ein Symbol als ein mimisch-gestischer Befehl wie: »Schlag das Heft auf.« Die ASL-Gebärde für »Buch/Heft« gehört zu den wenigen Piktogrammen der Gebärdensprache: Die ausgestreckten, flach gefalteten Hände öffnen sich von den Daumen an, während die kleinen Finger aneinandergelegt bleiben. Ildefonso schlug die Seite auf, auf der das Bild der Katze und die Buchstaben C-A-T durch seinen Bleistiftstrich verbunden waren. Doch da fiel mir wieder Tarzan ein; ich schlug das Heft zu und bedeutete

* Im englischen Original »book«: Das Wort wie auch die ASL-Gebärde kann sowohl »Buch« als auch »Heft« bedeuten. (Anm. d. Übers.)

Ildefonso, mir nach draußen zu folgen in eine Welt, die ihm vertrauter war als ein Klassenzimmer mit Heften und Büchern.

Vor dem Gebäude rahmten zwei Fußwege ein rechtwinkliges Stück Rasen ein, in dessen Mitte ein drei Meter hoher Ahornbaum stand. Ich ging zu diesem Baum, klopfte leicht an den Stamm, drehte mich zu Ildefonso um und deutete auf den Baum. Erst sah er den Baum an, dann mich, und dann deutete er auf den Baum. Jetzt waren wir ebenbürtig. Wir brauchten keine Symbole, wir hatten einfach den Baum vor uns als etwas Gemeinsames. Ich versuchte mir auszudenken, was man mit einem Baum alles machen konnte. Mit sehr zufriedenem Gesichtsausdruck klopfte ich noch einmal an den Stamm, zupfte ein Blatt ab, befühlte es, roch daran, zwirbelte es und warf dann einen kurzen Blick auf Ildefonso. Er beobachtete mich, wirkte dabei aber ganz entspannt. Das Ahornblatt schwebte langsam zu Boden, und ich machte die Gebärde für »Baum«, und zwar sehr übertrieben, indem ich die Arme mit den geöffneten Handflächen möglichst hoch und weit und in Richtung des Baumes streckte. Ich nickte abwechselnd bei der Gebärde wie auch zum Baum hin. Dann sah ich Ildefonso mit hochgezogenen Augenbrauen an, und er deutete auf den Baum. Wieder gebärdete ich »Baum«, und er ahmte mich nach. Dabei schien sein Gesichtsausdruck zu fragen: »Ist es das, was Sie wollen?«

Die Lektion wurde abrupt unterbrochen, als wir – ich akustisch und Ildefonso optisch – von Lärm und Bewegungen hinter uns abgelenkt wurden. Schüler drängten sich durch die Tür. Ich machte Ildefonso gegenüber die Gesten für Essen und Trinken, deutete auf das Hauptgebäude, und dann schlossen wir uns der Menge an.

Mit einer Kaffeetasse in der Hand saß ich auf einem Stuhl und beobachtete acht verschiedene Gebärdenunterhaltungen, die in der Cafeteria stattfanden. Gebärdensprecher kann man wunderbar »belauschen«; es ist ihnen praktisch unmöglich, sich in Anwesenheit anderer Gebärdensprecher Geheimnisse anzuvertrauen. Einmal sah ich zwei Gehörlose, die ihre Gebärden zu verbergen suchten, indem sie sich Schulter an Schulter stellten und den anderen den Rücken zuwandten; ihre Gebärden und Buchstaben bildeten sie fast in Kinnhöhe. Was die beiden jedoch übersahen, war die verräterische Spiegelung in der Fensterscheibe. Doch hier in der Cafeteria unterhielten sich die Gebärdensprecher ganz ungezwungen über ihren Kater am letzten Wochenende, familiäre Auseinandersetzungen, ihren Ärger mit den Behörden, Zwangsräumungsbescheide und vergebliche Bemühungen, Arbeit zu finden. Von all diesen unangenehmen Neuigkeiten wollte ich im Moment nichts wissen und widmete meine ganze Aufmerksamkeit dem Kaffee. Als ich wieder aufsah, fiel mein Blick auf Ildefonso, der unbeweglich an der gegenüberliegenden Wand lehnte. Unwillkürlich mußte ich an einen edlen Maya-Prinzen denken, den man in eine Zwangsjacke gesteckt hatte. Nur seine obsidianschwarzen Augen flackerten unruhig – ein Zeichen, wie verwirrend er alles fand, was um ihn herum geschah.

Wie, so fragte ich mich, hatte er überleben können? Hatte sich die Widerstandskraft der alten Könige, Priester und Bauern Mittelamerikas auf ihn vererbt? Selbst Jahrhunderte nach seiner Eroberung war das Volk der Mayas nicht untergegangen. Und auch Ildefonso hatte überlebt.

Zurück im Bungalow, setzten wir uns wieder einander

gegenüber. Ich gebärdete »Baum«, und er machte es mir nach. Einer plötzlichen Eingebung folgend, sprang ich auf, holte ein Blatt Papier und legte es vor ihm auf den Tisch. Wieder machte ich die »Baum«-Gebärde, mimte »Zeichnen« und nickte ihm aufmunternd zu. Jetzt machte Ildefonso die Gebärde für »Baum«, mimte mit dem Bleistift in der Hand »Zeichnen«, nickte mir aufmunternd zu und legte den Stift wieder hin. Noch einmal versuchte ich es mit der »Baum«-Gebärde. Doch als er mich wieder nur nachahmte, verlor ich die Geduld und sagte in Gebärden: »Nein, schau mir zu.« Ich mimte und gebärdete ein vom Baum fallendes Blatt, das ich aufhob und ihm anbot. Doch sein erneutes Imitieren meiner Bewegungen entmutigte mich vollends, und so versuchte ich es kein drittes Mal.
Elena hatte etwas von Zahlen gesagt. Ich nahm das Blatt Papier und schrieb: *1 2 3*. Da ich nur zwei Ein-Cent-Münzen hatte, buchstabierte ich einer Gebärdensprecherin am anderen Ende des Raumes, die gerade zu mir herüberschaute, im Fingeralphabet J-u-a-n-i-t-a und bat sie, Juanita auf mich aufmerksam zu machen. Juanita reagierte sofort und gab mir einen Cent; irgendwie hatte ich gewußt, daß sie einen hatte. Ich zählte nun jede Münze auf dem Tisch, indem ich sie ein Stück zu mir zog und auf die entsprechende Zahl deutete. Zusätzlich zählte ich mit den Fingern der anderen Hand »eins, zwei, drei«. Danach schob ich die Centstücke und das Blatt mit den Zahlen über den Tisch, sagte laut: »Du bist dran«, und forderte ihn mit einer Geste auf, es mir nachzutun. Und Ildefonso zählte mit einer Hand die Münzen und machte mit der anderen die Gebärden »eins, zwei, drei«! Er erweckte den Eindruck, als wisse er, was er tue, und als tue er es diesmal nicht, um mir einen Gefallen zu

tun, sondern aus eigenem Interesse. Wir lächelten uns an und verbrachten die nächste Stunde damit, Münzen zu zählen, Zahlen aufzuschreiben und mit den Fingern zu zählen. Dabei wurde Ildefonso lebhaft, ja sogar aufgeregt, und abgesehen davon, daß er schlampig schrieb und 6 mit 9 verwechselte, konnte er mit den Zahlen von 1 bis 9 problemlos umgehen.

Es war erst 12.30 Uhr, doch ich war bereits erschöpft. Als ich den Bus der Linie 3 nach Hause nahm, mußte ich immer wieder gähnen und kam zu dem Schluß, mich an diesem Tag nicht wie geplant nach einer Ganztagsbeschäftigung umzusehen. Für das Dolmetschen und den Unterricht in Elenas Kurs bekam ich 4,20 Dollar pro Stunde bei weniger als zwanzig Stunden die Woche. Dabei waren die Lebenshaltungskosten in Santa Monica ziemlich hoch, und Bücher und Instrumente für Medizinstudenten waren unverschämt teuer. Es sah also ganz so aus, als würde ich mit Ildefonso nicht über einen langen Zeitraum hinweg arbeiten können. Bald würde ich mir einen Job suchen müssen, von dem wir leben konnten.

Ein paar Stunden später kamen John und ich beim Spaghetti-Essen auf Ildefonso zu sprechen. John war den ganzen Tag mit einem Leichnam beschäftigt gewesen und zeigte lebhaftes Interesse an meiner Arbeit mit einem lebenden Menschen. Da er vorhatte, sich auf Psychiatrie zu spezialisieren, fand er es besonders faszinierend, daß Ildefonso offenbar in guter geistiger Verfassung war, was sich daran zeigte, daß er ständig an Kontakten mit anderen Menschen interessiert war und versuchte, mit seiner Umwelt in Interaktion zu treten. Wir konnten es beide kaum glauben: Ildefonso war geistig gesund, trotz der siebenundzwanzig Jahre währenden geistigen Isolation, die schlimmer war als jede Einzelhaft im Gefängnis. Zwar waren die Fenster in seiner Zelle geöffnet, er konnte die Welt wahrnehmen – berühren, fühlen, schmecken, sehen –, dennoch verblieb er wegen seines Unvermögens zu kommunizieren in totaler Isolation.

Niemals hatte jemand ihm recht gegeben oder widersprochen, seine Eindrücke in ähnlicher Form geäußert, bestätigt oder mit ihm darüber gestritten. Er war ausschließlich auf seinen eigenen Verstand angewiesen, um Erfahrungen zu verknüpfen, Zusammenhänge zu erkennen, sich Bedeutungen vorzustellen und sie wie Puzzlesteine zusammenzusetzen. Selbst wenn mit anderen Menschen ein Austausch über Bedeutungen stattfindet, wenn Rückmeldungen erfolgen und Hilfe gegeben wird, um die Welt zu interpretieren, kommen viele Menschen nicht mit der Realität zurecht. Wie kann man normal bleiben, wenn jede Interpretation einzig und allein von einem selbst geleistet werden muß?

Daran waren Bob, Mary Ann und Tom gescheitert. Tom hatte sich völlig in sich zurückgezogen. Die beiden anderen hatten gelernt, Kommunikation nachzuahmen oder zu simulieren, aber es gelang ihnen nicht, die notwendigen semantischen Beziehungen herzustellen, um die Welt zu begreifen. Einzig Ildefonso schien gesund, interessiert und voll lebendiger Neugier zu sein. Ahnte er irgendwie, daß es so etwas wie einen Sinn gab? Konnte er ohne Worte und Gebärden das wahrnehmen, was »normale« Menschen über Sprache von ihren Eltern und Freunden erfuhren?

Als ich am nächsten Tag Raum 6 betrat und Ildefonso begrüßte, schien er etwas weniger ängstlich zu sein als bisher. Der Erfolg unserer Rechenstunde hatte uns beiden Mut gemacht. Nun faltete er sorgfältig ein zerknittertes Blatt Papier auseinander, das mit Zahlen vollgeschrieben war. Er hatte geübt, gleichmäßige, weniger zittrige Ziffern zu schreiben und 9 von 6 zu unterscheiden. Warum, fragte ich mich, hatten Zahlen für ihn eine Bedeutung, während er Gebärden lediglich nachahmte oder sich ängstlich und verwirrt zurückzog? War Zählen intuitiver und elementarer als Benennen? Ich hatte das Bild vor Augen, wie Adam monatelang Tiere zählte und zu Gruppen zusammenstellte, ehe er ihnen Namen gab. Um vorübergehend den anstrengenden Blickkontakt zu vermeiden, mit dessen Hilfe wir versuchten, in den Kopf des anderen zu sehen, setzten wir uns nebeneinander und schrieben Zahlen in immer ordentlicheren Reihen untereinander. Zwischen zwei Einsen malte ich ein Pluszeichen und setzte eine Zwei darunter. Dann schrieb ich *1 + 1 + 1* mit einer Drei darunter, danach vier Einsen, und so weiter. Das Zusammenzählen versuchte ich ihm dadurch verständlich zu machen, daß ich neben jede Zahl die entsprechende Anzahl von Buntstiften legte. Er wurde sehr munter, und ich machte ihn mit dem Gleichheitszeichen vertraut, um die Gleichungen zu vervollständigen. Drei Minuten später waren die Buntstifte überflüssig. Er hatte es begriffen. Als ich ihm ein Blatt mit Additionsaufgaben vorlegte, war er damit so glücklich wie mein kleiner Neffe, wenn er ein neues Buch über Saurier in die Hände bekam.

Während Ildefonso mit seinen neun neuen Freunden spielte, arbeitete ich mit Mary Ann. Ihre muskatnußbraunen Augen sahen mich durch dicke Brillengläser aufmerksam an. Von meinem Interesse aufgeschreckt, griff sie nach einem Vorschularbeitsheft und schlug eine Seite mit einfachen Wörtern und bunten Illustrationen auf. Mit größter Bedächtigkeit bildete sie den Fingerbuchstaben g, korrigierte sich jedoch sogleich, indem sie mit der Hand abwinkte und den Kopf schüttelte, und versuchte es noch einmal: *h-o-u-s-a,* erneutes Abwinken und Kopfschütteln, dann *-e* (Haus). Der Kopf und die Hände wackelten im Rhythmus zu den Buchstaben, als wollte sie ihnen dadurch besonderen Nachdruck verleihen.

»Gut«, antwortete ich und zeigte ihr die Gebärde für »Haus«.

Verdutzt starrte sie mich an.

»H-o-u-s-e«, buchstabierte ich langsam im Fingeralphabet und wiederholte die »Haus«-Gebärde, dann deutete ich auf das Bild neben dem Wort *house* in ihrem Heft. Sie zeigte darauf, formte mit den Lippen irgendwelche unsinnigen Lautreihen und machte fast dieselben Gesten wie am Tag zuvor.

Während ich ihr Heft durchblätterte, fragte ich mich, wie ich noch mal von vorn anfangen konnte. Zweifellos hatte ihr jemand das Fingeralphabet beigebracht, aber begriff sie auch, was es bedeutete? Im Gegensatz zu Ildefonso, der alles wiederholte, ohne es zu verstehen – eine Art visuelle Echolalie –, simulierte Mary Ann Kommunikation durch bedeutungslose Worte und Gesten. Diese Bedeutungslosigkeit schien sie nicht zu stören, solange sich ihr sichtbares Verhalten nicht von dem anderer Menschen unterschied. Bei ihr hatte ich noch nie einen echten Gebrauch von Sprache feststellen können, doch was sie mitteilte, war nicht gänzlich ohne Sinn. Am Vortag hatte sie die Gebärde für »Blut« gemacht und mit Gesten Geschlechtsverkehr bildlich dargestellt. Es gab durchaus bedeutungsvolle Bruchstücke, aber keinen

Zusammenhang – nur wahllos aneinandergereihte Begriffe. Vielleicht gelang es mir, die verständlichen Begriffe herauszufiltern und in eine Struktur zu bringen.

Ich legte das geschlossene Heft vor sie hin und machte die Gebärde für »Buch/Heft«, doch Mary Ann fing wieder mit ihren Lippenbewegungen an. »Buch/Heft«, wiederholte ich.

»Buch/Heft«, gebärdete sie.

»Tisch.« Mit den Händen zeichnete ich die Umrisse des Tisches nach und schlug mit der Handfläche auf die Tischplatte, dann gebärdete ich noch einmal »Tisch«.

»Tisch«, erwiderte sie.

Ich deutete auf das Heft, zog die Augenbrauen hoch und neigte den Kopf ein wenig, was heißen sollte: »Was ist das?«

Ohne zu zögern, machte sie die Gebärde für »Buch/Heft«.

Vielleicht mußte ich sie nur dazu bringen, mir ihre Aufmerksamkeit zu schenken. Ich wagte einen weiteren Schritt. »Buch/Heft gelb« (in der ASL wie auch in den romanischen Sprachen steht das Adjektiv hinter dem Substantiv).

»Gelb«, gebärdete sie stirnrunzelnd.

»Gelb«, bestätigte ich und deutete auf eine gelbe Sonne in ihrem Heft. »Gelb«, wiederholte ich und deutete auf die Blumen im Muster ihrer Bluse.

»Gelb?« Zur Gebärde machte sie ein fragendes Gesicht und zeigte dann auf das Bild von einem gelben Regenmantel, das sie im Heft entdeckt hatte.

»Ja, gelb«, pflichtete ich ihr aufmunternd bei, obwohl ich den Eindruck hatte, daß ihr das alles nicht neu war. Ich brachte ihr noch einige andere Farben bei, die sie aber

wahrscheinlich ebenfalls schon kannte, weil sie immer gleich begriff. Als wir zu Rot kamen, wurde sie sehr unruhig und fing wieder mit ihren seltsamen Wortbildungen und unzusammenhängenden Gesten an, um schließlich noch einmal ihre Geschichte von Blut und Sex zu erzählen.
Nach dem ich-weiß-nicht-wievielten »Blut« unterbrach ich sie.
»Wo?« erkundigte ich mich gestisch. Sie deutete auf ihren Unterleib, beschrieb einen Geschlechtsverkehr und zeigte auf den Beckenbereich. »Jetzt? Blut? Jetzt?« fragte ich.
Als Antwort nahm sie meine Hand, betastete den Ringfinger und gebärdete: »Mann? Du?« Dann streckte sie mir ihren Ehering entgegen: »Mann ich.«
Zu meiner Erleichterung war jetzt Pause. Über die Bedeutung von Mary Anns Geschichte konnte ich nur Vermutungen anstellen. Möglicherweise hatte sie Probleme physischer Art, die irgendwie mit dem Geschlechtsverkehr zusammenhingen. Aber sie machte nicht den Eindruck, als habe sie Beschwerden oder Schmerzen, und aus ihrer Mimik und den wenigen Gebärden konnte ich keinen Zusammenhang erschließen. Während ich nach einem Sinn in ihren Gesten suchte, sah sie völlig zufrieden aus. Eine Kommunikation ohne Unklarheiten und Mutmaßungen hatte es für sie nie gegeben, deshalb nahm sie Sinnlosigkeit offenbar in Kauf und war glücklich, einfach nur in Interaktion zu treten. Wenn man es von ihr verlangte, machte sie zwar Gebärden, aber ich spürte, daß sie nicht imstande war, Gebärden als wirkliche Kommunikationsmittel zu begreifen. Ein und dieselbe Gebärde konnte von einem Tag auf den anderen etwas ganz anderes oder gar nichts

mehr bedeuten, so wie die Lippenbewegungen, die sie tagtäglich sah.
Ich schlenderte zum Rasen und fühlte mich deprimiert. Entweder fehlten mir die geeigneten Mittel, oder diese sprachlosen Menschen waren tatsächlich unergründlich. Die Begrüßung von Bob, die er wiederholte, als ob er eine gesprungene Schallplatte wäre, Toms Autismus, Mary Anns Zwangsvorstellungen und Ildefonsos bemühtes Nachahmen – das waren vernünftige Reaktionen auf ein Leben, in dem es keine Gründe und keine Erklärungen gab. War es möglich, auch nur einen dieser Menschen aus seiner Isolation zu befreien?
Als ich zu Ildefonso zurückkehrte, legte ich gleich mit der dritten »Baum«-Lektion los. Auf Gegenstände zu deuten und sie zu benennen hatte überhaupt keinen kommunikativen Wert. Ich fing an, er machte nach. Ich deutete, er deutete. Ich machte Gebärden, er machte Gebärden. Wir hatten den perfekten Rhythmus, aber keine Musik. Was also tun? Mir kam eine Gebärde in den Sinn: Zwei zwitschernde Vögel sehen zu einem Gesicht auf, das völlig verwirrt dreinschaut, was wörtlich übersetzt heißt: »?tun?tun?tun?tun?tun?tun?tun?«
In der Hoffnung, daß Bilder übertragen konnten, was meine Mimik nicht schaffte, griff ich nach seinem Arbeitsheft. Ich fand die Stelle mit C-A-T und der Bleistiftlinie zum Katzenbild. Immerhin war es möglich, daß Ildefonso zwischen dem bedeutungslosen C-A-T und dem Bild unbewußt eine Assoziation hergestellt hatte. Verzweifelt zeigte ich auf das Bild. Ildefonsos schwieliger Finger landete auf dem Kopf der Katze. Während ich mit einer Hand weiterhin auf das Bild deutete, gebärdete ich mit der anderen »Katze«. Pflichtbewußt ahmte er mich nach und machte eine schlampige »Katze«-

Gebärde. Mit einem Lächeln und ausgiebigem Kopfnikken brachte ich meine Zufriedenheit zum Ausdruck. Auch er sah zufrieden aus; zumindest war er froh, seine Aufgabe erfüllt zu haben, denn er ließ seine großen Hände gleich wieder unter den Achseln verschwinden. Ich wiederholte die »Katze«-Gebärde und er seine ungenaue Version davon. Ich hielt mit der Hand vor dem Gesicht inne (die Gebärde wird gebildet, indem man so tut, als streiche man mit der Hand über die langen Barthaare an der Wange) und zeigte ihm die Handstellung. Ildefonso imitierte mich. Jetzt ergriff ich seine Hand und streckte ihm alle Finger mit Ausnahme des Zeigefingers aus, der den Daumen berührte. Dann machte ich die Gebärde noch einmal. Diesmal gelang Ildefonso die Gebärde mit der richtigen Handstellung. Nickend und lächelnd lobte ich ihn und deutete wieder auf das Bild, während ich »Katze« gebärdete. Alles, was ich tat, kam als visuelles Echo von ihm zurück; er erinnerte an einen Vierjährigen, der versuchte, unverständliche Anweisungen zu befolgen, um Mama eine Freude zu machen. Ich war mir sicher, daß Ildefonso zwischen dem geschriebenen »cat« und dem Bild keinen Bedeutungszusammenhang erkannte, aber ich hoffte, diese mechanische Assoziation sei vielleicht das Sprungbrett, das es ihm ermöglichte, ins Universum der Symbole einzutauchen.

Das Bewußtsein ist etwas Begrenztes, das sich um Anpassung, Übereinstimmung, Zuordnung und Erinnerung bemüht. Demgegenüber verfügt das Unbewußte über scheinbar unbegrenzte Kapazitäten, denn es kann problemlos Millionen und aber Millionen von Assoziationen und Verbindungen herstellen. Ich habe einmal gelesen, daß das menschliche Gehirn unter den Primaten einzigartig ist, und zwar nicht, weil es größer ist oder verschiedene Bereiche für spezielle Aufgaben ausgebildet hat, sondern weil es ein so immenses Netzwerk von Verbindungen besitzt – unzählige Schaltkreise und Schnittstellen. Und deshalb hoffte ich, daß Ildefonsos unbewußte Verknüpfungen zwischen der Gebärde für »Katze«, dem Wort *cat*, dem Bild der Katze und einer richtigen Katze einmal in einen Zusammenhang traten, der ihm dann bewußt wurde.

In der Annahme, daß wir diese eine Gebärde auf einer bestimmten Ebene gemeinsam haben mußten, begann ich mit einer neuen mimischen Lektion. Ich tat so, als sähe ich eine Katze, und zusätzlich gebärdete ich »Katze«. Dann lockte ich das unsichtbare Tier an, hob es auf und streichelte es. Während ich es im Arm hielt, machte ich mit der freien Hand wieder die Gebärde »Katze«.

Ildefonso ahmte mich nach, so gut er konnte, und ließ mich dabei keine Sekunde aus den Augen. Als ich seine Hände dann wieder einmal stirnrunzelnd auf den Tisch legte, bekam ich vor lauter Frustration Rücken- und Nakkenschmerzen. Und als ich schließlich noch einmal mit meiner Katzennummer begann, hatte er die Hände ebenfalls sofort wieder in der Luft. Wir waren ein eingespieltes Duo, zwei Zahnräder, die ununterbrochen ineinandergriffen. Mit jedem neuen Kommunikationsversuch gab ich ihm das Startsignal, und im gleichen Augenblick schossen die Hände vor – er reagierte wie ein Schachtelteufel, der zur immer gleichen, sinnlosen Melodie hervorspringt und dann selbstvergessen grinsend hin- und herwackelt.

Stühle wurden zurückgeschoben, und Leute standen auf, was bedeutete, daß die Pause begonnen hatte. Ich konnte den Kaffee, den es drei Häuser weiter gab, buch-

stäblich riechen, und schnell verabschiedete ich mich von Ildefonso. Die vergeblichen Bemühungen, aus dem anderen schlau zu werden, hatten uns beide erschöpft. Diesmal war die Pause allzu kurz. Besessen von meiner Idee, konnte ich danach nicht anders, als es noch einmal mit der Katze zu versuchen. Und noch einmal. Ich rief meine imaginäre Katze herbei, ließ sie auf den Schoß springen und streichelte sie, bevor ich wieder »Katze« gebärdete. Und Ildefonso ließ die Katze auf seinen Schoß springen und machte die Gebärde für »Katze«. Dann versteckte ich die unsichtbare Katze hinter meinem Rücken und fragte mimisch, wo sie sei. Dasselbe tat Ildefonso.
Vier Tage lang saßen wir einander gegenüber, ohne in Kontakt zu treten. Meine totale Abhängigkeit von Namen und Bezeichnungen verstellte mir den Blick auf Ildefonsos namenlose Welt. Nachahmung war seine Überlebensstrategie, aber sie hielt ihn auch davon ab zuzuhören – das heißt, seine Aufmerksamkeit auf eine wechselseitige Unterhaltung zu richten. War es zu spät für ihn, Sprache zu erlernen? Trug ich nur noch mehr zu der Verwirrung und Enttäuschung in seinem Leben bei? Das Wochenende erlaubte mir, all diese Zweifel vorübergehend von mir zu schieben, und am Montag war ich fest entschlossen, einen neuen Versuch zu wagen. Es war nun der fünfte Arbeitstag seit unserer ersten Begegnung. Ildefonso schien sich für alles zu interessieren, was ich machte, und ich war überzeugt, daß er kommunizieren wollte. Und darum wollte auch ich weitermachen. »Katze«-Gebärde, *cat*, Katzenbild und gedachte Katze gaben sich ein munteres Stelldichein mit wechselnden Partnern. Allen Variationen zum Trotz ging es noch immer um dieselbe Lektion. Und nach wie vor imitierte

Ildefonso unbeirrt alles, was ich tat. Er wußte sich nicht auf »Empfang« einzustellen. Zwar konnte er agieren und reagieren, aber eine kommunikative Situation ohne gleichzeitiges Mittun konnte er sich nicht vorstellen. Manchmal hätte ich ihn am liebsten angeschrien: »Ich will aber nicht, daß du etwas *tust!*«

Ich beschloß, ihn zu ignorieren. Bei der ersten Begegnung war es sein suchender Blick gewesen, der meine Aufmerksamkeit geweckt hatte; ich mußte mich einfach darauf verlassen, daß er mich beobachten und studieren würde. Also begann ich wieder mit der Katzen-Lektion, diesmal aber ohne Blickkontakt. Statt dessen sah ich einen imaginären Schüler an, dem ich erklärte, wie diese »Katzen« zusammenhingen.

Ich stand an der Tafel, blickte auf einen leeren Stuhl, machte die Gebärde für »Katze« und schrieb *cat*. Ich streichelte meine gedachte Katze und las das Wort *cat* an der Tafel. Dann setzte ich mich auf den Stuhl und spielte Ildefonso. Ich betrachtete das Wort und legte die Stirn in Falten. Und schließlich warf ich den Kopf zurück, öffnete den Mund ein wenig und nickte, als wollte ich sagen: »Ah, jetzt verstehe ich. Das ist eine Katze.« In der Rolle von Ildefonso ging ich zur Tafel und fing an, das Wort *cat* zu streicheln. Dabei verwischte ich natürlich die Kreidebuchstaben. Ich sah verdutzt drein. Nanu? War das denn keine Katze? Nun schlüpfte ich wieder in die Rolle der Lehrerin und erklärte mimisch, daß *cat* keine richtige Katze sei, sondern die Vorstellung von einer Katze in uns wachruft, sie sozusagen »in den Kopf bringt«. Nachdem ich auf *cat* gedeutet hatte, tat ich so, als nähme ich etwas aus meinem Kopf und legte es in den Kopf des unsichtbaren Ildefonso. Wieder zu Ildefonso geworden, setzte ich eine nachdenkliche Miene

auf, während ich zuerst auf das Wort, dann auf meinen Kopf deutete, eine imaginäre Katze im Arm streichelte und noch einmal auf meinen Kopf deutete.
Ich vermied es tunlichst, Ildefonsos Blick zu kreuzen, doch ich wußte, daß er mir zusah. Aus den Augenwinkeln heraus erkannte ich, daß er die Arme verschränkt hielt und meine Bewegungen nicht nachahmte. Mehrmals wiederholte ich das Lehrerin-Schüler-Rollenspiel in den verschiedensten Variationen, hielt dabei aber immer an der Grundidee fest, daß *cat* oder die »Katze«-Gebärde vor unserem inneren Auge ein Bild wachruft. *Cat* wurde so oft an die Tafel geschrieben, weggewischt und neu geschrieben, daß meine Finger von der Kreide ganz weiß waren.
Als es Zeit war, zu gehen, starrte Ildefonso mich an. Ich erwiderte seinen Blick und setzte mich. Während alle anderen sich auf den Heimweg machten, saßen wir da und starrten uns gegenseitig an. Schließlich stand ich auf und nickte ihm zum Abschied zu. Doch Ildefonso blickte weiterhin bewegungslos auf den Stuhl, auf dem ich gesessen hatte. Zum erstenmal hatte ich das Gefühl, daß er am nächsten Tag nicht kommen würde.
Am Dienstag war ich wirklich überrascht, als ich ihn wie gewöhnlich in seiner Ecke sitzen sah. Ich nickte ihm zu und schlug das Katzenbild in seinem Heft auf. Mit der gemimten Frage »Was?« deutete ich darauf. Aber Ildefonso ahmte mein fragendes Gesicht nach und deutete auf das Bild, und ich fühlte mich schon wieder unsäglich müde. Also nahm ich das wieder auf, was unsere einzige Hoffnung zu sein schien: die Ildefonso-Parodie. Ich rückte einen Stuhl zurecht, marschierte zur Tafel und wiederholte die Lektion vom Vortag. Die Zeit verging.

Ich sah Ildefonso an, er setzte sich aufrecht und blickte mich an. Wieder an der Tafel, fragte ich mich, ob es noch weitere Variationsmöglichkeiten gab. Ich versuchte es mit einer Version in Zeitlupe. Beim nächstenmal wiederholte ich die Pantomime unverändert, redete in meiner Vorstellung aber mit texanischem Akzent. Allmählich begann ich mir Sorgen über meinen Geisteszustand zu machen. Zum Glück war es jetzt Zeit für die fünfzehnminütige Pause.

Danach kehrte Ildefonso gleich wieder auf seinen Platz und ich auf meine Bühne zurück. »Noch einmal«, redete ich mir gut zu. Als ich gerade den imaginären Ildefonso verbesserte, rutschte der wirkliche Ildefonso unruhig auf seinem Stuhl hin und her. Ich hielt inne.

Plötzlich nahm er eine aufrechte, steife Haltung ein, den Kopf etwas zurückgenommen, das Kinn nach vorne gestreckt. Seine Augen weiteten sich wie vor Entsetzen. Er sah aus wie ein wildes Pferd, das all seine Kraft zusammennimmt, um zu einem gewaltigen Sprung über eine Schlucht anzusetzen. Ich erstarrte in meinem Mimen-und-Gebärden-Spiel, das ich seit einer Ewigkeit immer wieder und wieder aufgeführt hatte. Wie versteinert stand ich vor dem verwischten *cat*, das zum fünfzigstenmal gedankenverloren gestreichelt worden war, und erlebte Ildefonsos Durchbruch, seine Befreiung.

Er hatte es geschafft! Er hatte verstanden, hatte denselben Strom durchquert wie Helen Keller, als sie am Pumpbrunnen plötzlich den Zusammenhang zwischen dem Wasser, das über ihre Hände floß, und dem Wort *water* (Wasser) herstellte. Ja, W-A-T-E-R und C-A-T *bedeuteten* etwas! Und die Bedeutung von »Katze« in der Vorstellung des einen Menschen konnte die Bedeutung von »Katze« in der Vorstellung eines anderen wachrufen, wenn man ein Symbol – ein Wort oder eine Gebärde für »Katze« – benutzte.

Ildefonsos Gesicht nahm einen Ausdruck von aufgeregter Offenheit an, als ihm seine Entdeckung allmählich zu Bewußtsein kam. Er wandte den Kopf nach links, dann ganz langsam nach rechts. Anfangs zurückhaltend und dann immer gieriger, sog er alles in sich auf, als hätte er es noch nie zuvor gesehen: die Tür, das Schwarze Brett, die Stühle, Tische, die Schüler, die Uhr, die Tafel und mich.

Er schlug mit beiden Händen flach auf den Tisch und sah mich mit einem Blick an, der eine Antwort forderte. »Tisch«, gebärdete ich. Als nächstes schlug er auf sein Heft, ich erwiderte »Buch/Heft«. Tränen standen mir in den Augen, doch gehorsam folgte ich seinen Fingern und Händen, wohin sie auch deuteten, und gebärdete »Tür«, »Uhr«, »Stuhl«. Aber ebenso plötzlich, wie er nach Namen verlangt hatte, wurde er blaß, sank in sich zusammen und weinte, den Kopf zwischen den auf dem Tisch verschränkten Armen verborgen. Krampfhaft hielt ich das eiserne Tischgestell fest, das unter Ildefonsos leisem, aber heftigem Schluchzen wackelte und quietschende Geräusche von sich gab.

Ildefonso war ins Universum der Menschheit eingetreten, hatte die geistige Gemeinschaft der Menschen entdeckt. Jetzt wußte er, daß es für ihn, eine Katze, einen Tisch, ja, für alles einen Namen gab, und die Frucht von diesem Baum der Erkenntnis hatte ihm die Augen für das Böse geöffnet. Nun sah er das Gefängnis, in dem er siebenundzwanzig Jahre lang allein, abgeschnitten von der Menschheit, gelebt hatte.

Willkommen in meiner Welt, Ildefonso, dachte ich. Ich möchte dir all die Wunder zeigen, die durch Symbole geschaffen worden sind, all die Zusammenhänge und Verbindungen zwischen den Menschen, jungen wie alten, und selbst zu jenen, die schon seit Jahrhunderten tot sind. Komm, Ildefonso, schluck meine »Katze« und schmecke, wie süß Beziehungen zwischen Menschen sein können. Ich will dir zeigen, wie man in dem wirbelnden, magischen Strom badet, der »Sprache« heißt. Du kannst überallhin schwimmen, jeden und alles kennenlernen oder dich einfach nur auf einem dieser wunderbaren Namen dahintreiben lassen. Laß mich dir die Tür öffnen zu dieser Welt, die dich nicht teilhaben lassen wollte an ihr. Ich möchte dich bekannt machen mit denen, die dich gefangengenommen haben, die dich eingesperrt haben in das höllengleiche Dunkel von Bedeutungslosigkeit und unsäglicher Einsamkeit.

KAPITEL 3

Als ich mit dem Bus Nummer 3 nach Hause fuhr, kam mir alles ganz unwirklich vor. Die Leute um mich herum benahmen sich, als sei nichts geschehen. Dabei hatte ich das Gefühl, die Straßen müßten voll jubelnder Menschenmassen sein. Ein Unschuldiger war soeben aus dem Gefängnis befreit worden, in dem er ein Leben lang eingesperrt gewesen war! In meiner Wohnung wartete ich ungeduldig auf John, um ihm die Nachricht zu verkünden: Ildefonso war ausgebrochen. Er war nicht mehr allein.

John kam erschöpft nach Hause und stöhnte unter der Last der kiloschweren Medizinbücher. »Er hat es geschafft!« rief ich. »Ildefonso hat es heute begriffen. Er hat Sprache erkannt.« John hatte sich inzwischen auf der Couch ausgestreckt. Er freute sich für mich, war aber zu müde, sich die Bedeutung dieser Errungenschaft bewußtzumachen.

Plötzlich konnte ich es nicht mehr erwarten, Ildefonso wiederzusehen. Jetzt wurde mir klar, daß ich seit meinem Umzug mit keinem anderen Menschen soviel Zeit verbracht hatte. Ich brannte darauf, mich der Herausforderung zu stellen, zu ihm vorzudringen und sein wort- und gebärdenloses Denken zu erforschen. An diesem Tag hatte er das Seil ergriffen, das ich ihm zugeworfen hatte. Die Brücke war geschlagen, die Verbindung hergestellt. Jetzt konnten wir den Abgrund überwinden und uns begegnen, die neue Gabe der Kommunikation miteinander teilen.

In der kühlen Frische des Mittwochmorgen legte ich den Weg vom Bus zum Bungalow fast im Laufschritt zurück, zögerte jedoch, als ich das Klassenzimmer betrat. Ich hatte mit irgendeiner körperlichen Veränderung gerechnet, aber statt dessen fand ich Ildefonso schüchtern wie immer und mit fest verschränkten Armen vor. »Guten Morgen«, gebärdete ich, aber er hatte natürlich keine Ahnung, was das Zeichen bedeutete.
Als ich mich ihm gegenübersetzte, nickte er langsam mit dem Kopf und beugte sich vor. Seine schwarzen Augen blickten mich erwartungsvoll an. Während der letzten Woche hatte er immer aufrecht gesessen und mich mit lebhaftem Interesse, aber distanziert, als Außenseiter, beobachtet. Heute senkte er den Kopf ein wenig, als er sich über den Tisch beugte, und der Ausdruck seines Gesichts schien zu sagen: »Wir beide haben ein Geheimnis, nicht wahr?« Er kam noch etwas näher und atmete tief durch. »Ist es wahr, oder habe ich diesen seltsamen Gedanken nur geträumt?« fragten seine dunklen Augen.
Mit strahlendem Gesicht gebärdete ich »Katze« und schlug das entsprechende Bild in seinem Heft auf.
Sein Ausdruck blieb unverändert, als er die Gebärde für »Katze« machte. Ich wartete, doch er tat weiter nichts.
»Ildefonso«, machte ich seine Namensgebärde, die ich von der Lehrerin aufgeschnappt hatte; wahrscheinlich hatte Elena sie erfunden. Dann zeigte ich auf ihn.
Er deutete auf sich: »Ich?«
»Du – Ildefonso«, wiederholte ich und nickte.
»Ildefonso«, gebärdete er und starrte dabei die Wand gegenüber an. Siebenundzwanzig Jahre ohne einen Namen. Ich fragte mich, ob sein Name jetzt irgendeine Bedeutung für ihn hatte.

»Ich – Susan«, gebärdete ich lächelnd. Mechanisch wiederholte er meinen Namen.

Ehe ich mir Gedanken über seinen mangelnden Enthusiasmus machen konnte, sah ich, wie Juanita mir ungeduldig zuwinkte. Unsere Blicke hatten sich noch kaum getroffen, als sie mir schon Gebärden entgegenschleuderte; sie wolle Englisch lernen, »jetzt«. »Einen Augenblick«, erwiderte ich und ließ Ildefonsos alte Bekannte aufmarschieren: die Zahlen von eins bis neun. Wie hätte ich Juanitas Bitte abschlagen können? Ein ganzer Raum voller Gehörloser, die stunden-, tage- oder jahrelang darauf gewartet hatten, mit Rat und Tat unterstützt und unterrichtet zu werden von Menschen, welche die Sprache ihrer Hände verstanden. Ildefonso war nur einer von vielen. Es wäre ungerecht gewesen, wenn ich mich ausschließlich um einen Schüler gekümmert hätte.

»Ja, Juanita, ich komme.« Eilig schrieb ich Ildefonso ein paar einfache Additionsaufgaben auf.

Juanita wollte eine Lektion über englische Verben, und zwar darüber, wann man ein Verb mit *-ing* und wann ohne gebrauchte. Sie war aufgeweckt und schnell wie ein Zauberer. Ihr einziges Problem war die Langsamkeit der Welt. Ich stellte sie mir als gehörloses Kleinkind vor, das ständig Angst hatte, etwas zu verpassen, und seinen Eltern auf die Nerven ging, weil es alles, nicht zuletzt auch das Hören, beigebracht haben wollte. Während Juanita englische Sätze übte, um Erläuterungen bat und auf die Erklärung der Grammatikregeln drängte, dachte ich an all die schüchternen Gehörlosen in meinem Bekanntenkreis, denen immer nur gesagt worden war, sie hätten keine Ansprüche zu stellen, im Hintergrund zu bleiben, mit untergeordneten Rollen zufrieden zu sein. Ich wünschte, Juanita könnte geklont werden.

Gleich danach eilte ich zu Ildefonso zurück. Seine Additionsaufgaben waren fehlerlos, aber die Ziffern waren krumm und krakelig geschrieben und von unterschiedlicher Größe. Der Bleistift bewegte sich nur millimeterweise auf dem Papier, da Ildefonso immer wieder innehielt und die Musterziffer studierte, ehe er weitermalte. LuAnn unterbrach uns und bat mich, mit Mary Ann zu arbeiten, dabei hatte ich mich doch gerade eben erst wieder zu Ildefonso gesetzt. Dieser Mensch hatte so lange warten müssen. Am liebsten hätte ich es herausgeschrien: »Halt, halt, dieser Mann braucht Sprache. Halt, wir müssen sein erstes Wort feiern. Halt!« Wie konnte ich LuAnn erklären, was geschehen war? Es schien sie zu stören, daß ich soviel Zeit mit Ildefonso verbrachte; sie selbst hielt es wohl für sinnvoller, ständig von einem Schüler zum nächsten zu hetzen. Aber es hatte wohl keinen Zweck, ihr das alles erst lang und breit zu erklären, und wir waren ohnehin schon unterbrochen worden. Also ging ich zu Mary Ann.
»Gelb«, gebärdete sie, als ich näher kam, als bedeute »gelb« für mich »hallo«, als sei es eine Art persönlicher Gruß, ein verbindendes Wort zwischen uns. Wir redeten eine Weile über Farben, »Buch/Heft grün, Bluse blau«. Sorgsam vermied ich »rot«. Mary Ann simulierte lebhaft Worte und Gebärden, die aber keinen Sinn ergaben. Ich kam zu dem Schluß, daß sie einfach nur Kontakt zu anderen Menschen suchte, auch wenn die Kommunikation sich in Unsinn erschöpfte. Leute, die sprechen können, tun schließlich oft dasselbe: Sie reden über nichts. Das Bedürfnis nach Zuwendung und Gemeinsamkeit ist stärker als die Einsicht, daß ein logischer, verständlicher Inhalt vermittelt werden sollte.
Nachdem ich Mary Ann ein wenig zufriedener hatte

machen können, beschäftigte ich mich wieder mit Ildefonso. »Elena«, gebärdete ich und zeigte auf die Lehrerin. Er wiederholte die Gebärde. Mit zaghaften Bewegungen bildete er ausdrucksschwache und unvollständige Gebärden, die an die angedeuteten Gebärden Gehörloser erinnerten, wenn sie in ein Selbstgespräch versunken waren. Er beugte sich vor, wenn er auf etwas deutete und mich mit einem fragenden Blick ansah, verzog dabei jedoch keine Miene. Noch einmal machte er Elenas Namensgebärde und nickte mir fast unmerklich zu, was ich nicht interpretieren konnte.
Als ich von Mary Ann zurückgekommen war, hatte ich meine Begeisterung darüber ausdrücken wollen, daß er jetzt Eigennamen kannte, wobei es mich besonders freute, daß er seinen eigenen Namen wußte. Doch seine verkümmerten Gebärden und seine Selbstversunkenheit hielten mich davon ab. Während ich seine mechanischen Bewegungen beobachtete, bekam ich irgendwie Angst vor diesem düsteren, steifen Mann. Er konnte mich nicht sehen; sein Blick war nach innen gewandt. Wie konnte ich auf dem gestrigen Durchbruch aufbauen? Was bedeutete Ildefonso seine Erfahrung? Zweifel plagten mich. Was hatte er wirklich verstanden? Und wie sollte ich jetzt weitermachen?
»Susan Name ich (deutend). Susan. Ildefonso Name du. Ildefonso«, gebärdete ich gedankenlos.
Da rief hinter der Trennwand Elena nach mir: Die Lehrerin im Zimmer nebenan brauchte eine Dolmetscherin. Beim Hinausgehen sah ich mich um. Ildefonso schien wieder eins mit seinem Stuhl zu sein.
Im Rahmen des Kurses zum selbstbestimmten Leben, einer weiteren Zwischenstation für die Vergessenen, derer man sich wieder erinnerte, fand ein Kochkurs

statt, für den ich kurz dolmetschen sollte. Gleich darauf eilte ich in den Raum 6 zurück, doch bis zum Ende von Ildefonsos Unterrichtsstunde blieben nur noch zehn Minuten. Ohne große Hoffnung versuchte ich es noch einmal. »Name du Ildefonso; Name ich Susan; Name sie Elena. Name du?« fragte ich mit den Handflächen nach oben. Keine Antwort.

Plötzlich sah ich vor meinem geistigen Auge wieder die Tränen vom Vortag, Ildefonsos bebende Schultern. Seine Reaktion auf Namen und auf unsere Welt der Namen war eher Schmerz als Freude gewesen. Und er hatte sich nicht über die Entdeckung der Sprache, sondern nur die der Namen gefreut. Genaugenommen nicht einmal darüber, sondern über die Vorstellung, daß es Namen gab. Wie konnte ich nur so dumm sein! Natürlich konnten wir uns nicht unterhalten. Meine Phantasievorstellungen gründeten darauf, daß ich wußte, was mit Sprache *möglich* war – aber soweit waren wir noch nicht. Meine Hoffnungen schwanden.

Am zweiten Tag nach Ildefonsos Offenbarung machte ich einen erneuten Versuch. »Ildefonso«, gebärdete ich lächelnd und setzte mich.

»Ildefonso«, erwiderte er.

»Gut. Ja, Name du Ildefonso, Name ich Susan.« Dies war nun der neunte Tag, den ich mit ihm verbrachte, und jetzt begann ich erneut mit »Ich Jane, du Tarzan«, was ich eine Woche zuvor als ungeeignet abgetan hatte.

Ildefonso beugte sich langsam über den Tisch wie eine Katze, die eine Spinne beobachtete, kurz bevor sie sich darauf stürzte. Er brachte sein Gesicht bis auf wenige Zentimeter an das meine heran, als wollte er mir ein Geheimnis anvertrauen, doch seine einzige Botschaft war ein kurzes Zucken der Augenbrauen.

»Name du?« begann ich.
»Name?« ahmte er verteidigend nach. Er begriff die neue Gebärde nicht. Gerade erst hatte er gelernt, daß Namen existierten, und da verlangte ich von ihm, den abstrakten Begriff »Name« zu verstehen. Ich erkannte meinen Fehler und stellte diese Lektion erst einmal zurück.
»Ildefonso du, Ildefonso – männlich. Susan ich – weiblich.« Dann zeigte ich auf jeden Mann im Raum: Er – männlich, er – männlich, er – männlich, danach auf jede Frau und machte dazu die Gebärde für »weiblich« (die Gebärde für das Personalpronomen ist identisch mit dem Hindeuten und nicht geschlechtsspezifisch, deshalb war sie für Ildefonso leicht zu verstehen).
»Ildefonso – was?« Die Geste für »was?« wird mit geöffneten, leicht kreisenden Händen, die Handflächen nach oben, gebildet, wobei die Finger vom Körper wegzeigen. Der Kopf wird dabei etwas zurückgenommen, der Mund ist leicht geöffnet. Es handelt sich um eine Bitte um Erklärung, die fast überall verstanden wird. Variationen davon habe ich bei ausdrucksstarken Osteuropäern, Franzosen, Griechen, Italienern und Mexikanern gesehen. Sogar manche Amerikaner angelsächsischer Abstammung gebrauchen ihre Hände in ähnlicher Weise, wenn ein Gesprächspartner ihre verbal gestellte Frage nicht versteht.
»Ich? ... Ildefonso.«
»Ja. Ildefonso. Ildefonso – männlich; Susan – weiblich; er – männlich, Ildefonso – was?«
»Ich? Ich – männlich.«
Wir hatten miteinander gesprochen! Es war ein richtiges Gespräch gewesen, zwar nur ein sehr kurzes, aber ein Gespräch. Zum erstenmal hatten wir ohne Mimik Sprache verwendet, um einen Gedanken zu übermitteln.

Dann gingen wir die Gebärden durch, die Ildefonso in dieser Woche gesehen und wahrscheinlich auch verstanden, aber nie benutzt hatte: »Stuhl«, »Tisch«, »Buch/Heft«, »Tür«, »Papier«, »Stift«. Ich fügte »männlich« und »weiblich« hinzu. Die Geschlechtsgebärden schien Ildefonso leichter zu verinnerlichen als die Namen Susan, Ildefonso und Elena. Sie paßten besser in seine neue Liste.

Er mimte etwas, was ich nicht verstand. Als ich kopfschüttelnd und stirnrunzelnd gestikulierte und mit den Schultern zuckte – ein visuelles »häh?« –, tat er so, als schriebe er, indem er den Bleistift von links nach rechts und umgekehrt über das Papier führte. Dann machte er Gesten, als gebärdete er. Mit weit aufgerissenen Augen warf er einen flüchtigen Blick auf seine Hände und dann auf die imaginäre Schrift. Letzteres wiederholte er, zuckte mit den Schultern und warf die Hände in die Luft, was ich als »Was soll das alles?« auffaßte. Aber ich wußte noch immer nicht, was er wollte, und wiederholte mein »häh?«, wobei ich einen interessierten Eindruck zu erwecken versuchte, damit er nicht aufgab. Wieder simulierte er Gebärden, beugte sich über das Blatt und kritzelte ein paar Striche darauf. Dann sah er dorthin, wo er in der Luft die Gebärden gemacht hatte, nahm das Blatt in die Hand und studierte die Striche, blickte wieder auf die Stelle, wo er gebärdet hatte, und schaute mich schließlich neugierig an. Offenbar verglich er Gebärden mit Worten, aber ich verstand seine Frage nicht. Nach dem Verhältnis von Gebärden und Worten zu fragen erschien mir auch als zu abstrakt für jemanden, der gerade ein Wort und noch nicht einmal ein Dutzend Gebärden beherrschte. Was für eine Erklärung wollte er denn nur?

Ich versuchte ihm den Zusammenhang zu erläutern, indem ich links von mir *cat* schrieb, mich nach rechts drehte und »Katze« gebärdete. Ildefonso nickte, nahm das Papier, gebärdete »Katze« und deutete auf *cat*. Dann zeigte er auf die Tür, deutete die Gebärde für »Tür« an und zeigte auf den Tisch, den er mit seiner selbst erfundenen Gebärde beschrieb. Nun wandte er sich wieder dem Blatt zu und gab vor, eine Reihe von Wörtern unter *cat* zu schreiben. Er wollte also Worte. Ein Gehörloser, der nach Worten anstatt nach Gebärden verlangte. Er wollte, daß ich ihm zuerst geschriebene Wörter beibrachte; jene Symbole, die für Laute stehen, welche er gar nicht hören konnte.

Um mich zu vergewissern, machte ich die »Katze«-Gebärde, mimte dann Schreiben und wandte mich schließlich mit einem fragenden Blick an ihn. Er nickte. *Cat* erkannte er am Schriftbild des Wortes, vielleicht auch an einem besonderen Merkmal, das er sich ausgesucht hatte. Weder kannte er das Alphabet, noch wußte er, daß Buchstaben Laute repräsentierten. Ich zögerte. Es war sinnlos, ihm das erklären zu wollen, aber ich konnte ihm natürlich Worte zeigen. Siebenundzwanzig Jahre lang hatte er auf Sprache warten müssen. Man mußte ihm jetzt das Recht zugestehen, selbst zu bestimmen, wie er sie erlernen wollte. Also sollte er Worte bekommen, wenn er sie haben wollte.

Ich schrieb ein größeres und deutlicheres *cat* auf das Blatt und reichte es ihm. Mit gesenktem Kopf studierte er die Gestalt des Wortes, beugte sich dann entschlossen über den Tisch und stellte beide Füße fest auf den Boden. Er bereitete sich auf seine neue Arbeit vor wie ein Sprinter, der vor dem Startschuß in die Hocke ging. Bei seinem ersten Versuch, *cat* abzuschreiben, brachte er nur ein unleserliches Gekritzel zustande. Also stellte ich mich hinter ihn, um seine Hand beim nächsten *cat* zu führen. Die geballte Faust, die den Stift umschloß, fühlte sich hart an wie Stein. Als er den senkrechten Strich von *a* machen wollte, drückte er so fest auf, daß die Bleistiftspitze abbrach. Ohne aufzusehen, ließ er sich von mir einen anderen Stift geben und fuhr fort.

Mit einem leichten Tippen auf seine Schulter versuchte ich seine Aufmerksamkeit zu gewinnen, doch er reagierte nicht. Das geschriebene Wort hatte ihn in seinen Bann geschlagen. Vermutlich hatte er schon vorher gewußt, daß Wörter eine Bedeutung hatten, doch es war ihm nie gelungen, den Code zu knacken. Vielleicht hatte er auch einen Zusammenhang erkannt zwischen den unverständlichen Formen der Verkehrszeichen und den jeweiligen Reaktionen der Autofahrer. Es war ihm sicherlich ebenfalls aufgefallen, daß Menschen ganz plötzlich in irgendeiner Form reagierten, wenn sie diese Schnörkel und Striche auf einem Blatt Papier, zum Beispiel in einem Brief, sahen.

Eine rätselhafte Sache für ihn: Wieso lösten diese Zeichen Gelächter, Tränen oder Wut aus? Immer wieder hatte er erlebt, wie diese geheimnisvollen Linien Menschen veranlaßten, zum Telefon zu greifen, das Papier zusammenzuknüllen, zu nicken oder den Kopf zu schütteln. Fiel ihm in diesem Augenblick all das ein, was er sein Leben lang über Worte hatte fragen wollen? Ich wünschte mir, ich könnte in seinen Schädel hineinschauen und die durcheinanderwirbelnden Gedanken sehen, die ihn derartig fesselten.

»Namen, mehr Namen«, befahl er, indem er auf den Tisch schlug, auf die Tür wies und mir das Blatt hinschob.

Also erweiterte ich die Liste. Ildefonso zeigte auf mich, auf sich selbst, auf Elena; er wollte unsere Namen. S-U-S-A-N, schrieb ich in großen Druckbuchstaben. Er starrte auf den Namen und schien die Geheimformel zur Entzifferung des Codes herausbringen zu wollen. Inwiefern unterschied sich *cat* von *table* (Tisch) und *Susan?* Plötzlich sah er auf. »Susan?« gebärdete er mit der linken Hand, während sein rechter Zeigefinger auf *Susan* auf dem Papier deutete. »Ja, Susan.« Ich schrieb *Elena*, und er betrachtete das Wort.

Plötzlich war die Stunde vorbei, Stühle wurden zurückgeschoben, Schüler standen auf und gingen an uns vorbei, doch Ildefonso war immer noch in die Namensliste vertieft. »Ich?« fragte er. I-L-D-E-F-O-N-S-O, schrieb ich unter die anderen Wörter. Er riß die Augen auf und wiederholte seine Frage: »Ich?« – »Ja, Ildefonso«, gebärdete ich und zeigte auf das Wort. Sein Name war länger als alle anderen Wörter. Da er nur das Gesamtbild eines Wortes erfassen konnte, brachte er Bedeutungen lediglich in Zusammenhang mit oberflächlichen Merkmalen wie etwa der Länge. An seinem geschriebenen Namen schien ihn etwas zu stören, und so beschäftigte er sich wieder mit meinem. »Susan«, gebärdete er für sich und starrte das Wort an. Er kannte keine einzelnen Buchstaben, wußte nicht, daß sie in Laute übertragbar waren. Alles, was er kannte oder spürte, war die Macht, die in Namen und Worten lag. Durch sie konnte er sein eigenes Leben begreifen, sie waren der Schlüssel zu den seltsamen Dingen, die um ihn herum geschahen, das Tor zur Welt. Ildefonso konnte ihre Bedeutung ebensowenig erfassen wie ich diejenige von $E = mc^2$, aber wir wußten beide, daß diese Symbole Einfluß auf unser Leben nahmen oder es sogar steuerten. Beinahe feierlich faltete er das Blatt zusammen und steckte es so sorgfältig in die Gesäßtasche seiner Jeans, als sei es eine Hundert-Dollar-Note. Fast wie in Trance, nickte er mir zum Abschied zu.

Am Freitag morgen kam ich etwas früher, doch Ildefonso war schon da. Vorsichtig holte er das zerknitterte Blatt aus der Hosentasche hervor und strich es nun auf dem Tisch glatt. Mit dem Stift in der Hand bat er um Wörter, um alle Wörter. Ich sollte ihm sämtliche Wörter für all die Dinge um uns herum und für die Gebärden, die er gelernt hatte, aufschreiben. Als ich das Blatt nahm, bemerkte ich, daß er versucht hatte, jedes Wort nachzumalen. Mehr und mehr Wörter fügte ich der immer länger werdenden Liste hinzu. Nur zu gern hätte ich ihn mehr als nur Namen gelehrt, aber ich wollte ihn nicht entmutigen, indem ich ihm sagte, daß es auch noch Regeln gab. Die Grammatik hatte Zeit, bis die Faszination der Worte etwas nachgelassen hatte. Bis zur Pause übten wir das Schreiben von Buchstaben und Wörtern. Nach der Pause mimte Ildefonso eine Frage, die irgend etwas mit seiner Haut und Wörtern zu tun hatte. Obwohl er sie mit anderen Gesten wiederholte, begriff ich sie noch immer nicht. Beim dritten Versuch deutete er auf alle Menschen im Raum, die eine dunklere Hautfarbe hatten, zeigte auf sich selbst und mimte kleine und größere Kinder, die gemeinsam aßen und schliefen. Dann zeigte er mit einem fragenden Gesichtsausdruck auf die Wörterliste. Ich hatte eine Vermutung über den Inhalt der Frage, konnte aber nicht glauben, daß er mich wirklich das fragte, was ich dachte: »Sind das die Wörter, die meine Familie benutzt?« Er konnte keinen Buchstaben vom anderen unterscheiden, alle Worte, gleich ob englische oder andere, waren ihm fremd, mit Ausnahme von

cat. Woher konnte er wissen, daß es mehr als nur eine Gruppe von Bezeichnungen gab?
Neben die Reihe der englischen Wörter schrieb ich die entsprechenden Bezeichnungen in Spanisch: *table – mesa* (Tisch), *chair – silla* (Stuhl) und so weiter. Ich ließ den Zeigefinger über die Liste der englischen Wörter gleiten, deutete dann auf mich und meine Haut und wies noch einmal auf die englische Reihe. Dann fuhr ich über die spanische Wörterliste, zeigte auf Ildefonso und die anderen Mexikaner im Raum und auf seine Haut. Ildefonso nahm das Blatt in die Hand und untersuchte die beiden Listen.
»Tisch?« fragte er und deutete auf *table*, dann auf meine Haut. »Tisch?« wiederholte er und zeigte auf *mesa* und auf seine Haut.
»Ja«, antwortete ich widerstrebend und spürte dabei seine wachsende Enttäuschung. Er schwieg, und es schien eine Ewigkeit zu vergehen, bis er sich wieder an mich wandte und nach den übrigen spanischen Wörtern fragte. Ein oder zwei konnte ich noch hinzufügen, doch dann mußte ich die Schultern hochziehen und auf mehrere leere Zeilen deuten, womit ich ihm zu verstehen gab, daß ich nicht wußte, wie diese Wörter auf spanisch hießen. Überrascht zeigte er auf die Leerstellen und fragte mit Gesichtsausdruck und Körperhaltung: »Wirklich?« Wieder zuckte ich bedauernd mit den Schultern und nickte. Für eine Weile vertiefte er sich in die beiden Listen, dann legte er das zerknitterte Blatt auf den Tisch und begann, die Wörter abzuschreiben.
Während ich ihm zusah, fragte ich mich wieder einmal, was in seinem Kopf wohl vorging. Wie war er nur auf die Idee mit den zwei Sprachen gekommen, da er doch nicht einmal eine beherrschte? (Später machte mich jemand

darauf aufmerksam, daß er wahrscheinlich die Liste mit den englischen Wörtern seinem Onkel gezeigt und der sie nicht verstanden hatte.) Da hielt er im Schreiben inne, den Stift noch immer fest in der Hand und den Oberkörper über das Blatt gebeugt. Ich berührte ihn an der linken Hand, die auf der Tischplatte lag. Doch mit einem tiefen Seufzer ließ er plötzlich den Kopf sinken, verbarg ihn in der Armbeuge und begann, wie schon einmal, leise zu schluchzen. Es war einfach zuviel für ihn: Innerhalb einer Woche hatte er in der ASL, in Englisch und in Spanisch Namen gelernt. Wie konnte er begreifen oder sich auch nur vorstellen, daß es mehr als eine Sprache gab, wenn der Gedanke, daß es überhaupt Sprache gab, bislang nur ein vager und noch ganz junger Traum war? Mit seiner Frage hatte er, unschuldig und ohne es zu ahnen, eine Lawine ausgelöst, die ihn unter sich zu begraben drohte.

Was hatte ich angerichtet? Hatte ich Ildefonso an die Grenze der Sprache gebracht, an einen Punkt, von dem aus er seine Tragödie erkannte, ihm seine Krankheit zu Bewußtsein kam, aber es keine Hoffnung auf Trost oder Heilung gab? War es zu spät für ihn, in diese Welt der Bezeichnungen einzutreten, in der man eine Sprache für die Kommunikation mit Weißen brauchte und eine andere, um mit dunkelhäutigen Menschen sprechen zu können? Er mußte nicht nur Namen lernen, sondern auch, welche die richtigen im Umgang mit den ihm nahestehenden Personen waren. Da erkannte ich, daß Ildefonsos Konflikt auch von Dichtern empfunden worden war, und mir fielen Passagen aus »Der Sonnenaufgang« und »Lauda« von Czeslaw Milosz ein:

Alles wäre gut, wenn die Sprache uns nicht betrüge,
indem sie unterschiedliche Bezeichnungen findet
für dieselbe Sache zu verschiedenen Zeiten,
an verschiedenen Orten...
Ein Wort sollte enthalten sein in jeder Sache
Ist es aber nicht.

Daß keine Bedeutung aufleuchtete in der langen
und schlaflosen Nacht
Bekümmerte mich, ließ mich dann verzweifeln
Doch die Worte brachten kein Licht hervor.

Für einen langen Augenblick ruhte meine Hand auf Ildefonsos Schulter – ich nahm Abschied. Als ich ging, fragte ich mich einmal mehr, ob wir am Montag wieder hier zusammenkommen würden.

KAPITEL 4

Innerhalb von zehn Tagen hatte Ildefonso versucht, über die Mauer zu springen, die ihn fast drei Jahrzehnte lang vom Rest der Welt getrennt hatte. Doch trotz schneller anfänglicher Erfolge blieb er außerhalb von Sprache. Mir drängte sich die Frage auf, ob es ein Erwachsener ohne Sprache überhaupt jemals schaffen könnte, sich all die Regeln des Symbolgebrauchs und die komplizierten Sprachstrukturen anzueignen. Machten wir uns beide etwas vor? Vielleicht hatte ich die Tür nur so weit aufgestoßen, daß ich zu ihm gelangen konnte, und wir saßen nun beide in seinem Gefängnis fest?

Ildefonsos Weinen ließ mir an jenem Freitag abend keine Ruhe. Wenn es wirklich zu spät für ihn war, Sprache zu erlernen, hatte ich ihn nur gequält, weil ich ihm Hoffnungen auf etwas Unerreichbares gemacht hatte. Durch meine Bemühungen hatte ich ihn seines einzigen Schutzes beraubt – der Unwissenheit. Ich mußte an Charly, den zurückgebliebenen Mann in dem gleichnamigen Roman von Daniel Keyes, denken und an den Versuch, einen intelligenten Menschen aus ihm zu machen. Als Charly sich schließlich zu seinem ursprünglichen Zustand zurückentwickelt hatte, war ihm nur das Bewußtsein geblieben, daß er sich durch mangelnde Intelligenz von den anderen unterschied. Verhalf ich Ildefonso zur Sprache, oder unterzog ich ihn am Ende nur einem enttäuschenden Experiment?

Während des Wochenendes suchte ich nach jemandem, der mir helfen konnte. Es mußte doch schon früher einmal jemand einem Erwachsenen Sprache beigebracht haben. Zuerst rief ich Laura von der Stellenvermittlung für Dolmetscher an, die mir meine Arbeitsstelle verschafft hatte. Laura kannte jeden, der etwas mit den hiesigen Gehörlosen zu tun hatte, und verwies mich an eine Lehrerin für Erwachsenenbildung, die jahrelange Unterrichtserfahrung mit gehörlosen Erwachsenen hatte. Als ich diese Frau anrief, erfuhr ich jedoch, daß sie nie prälinguale Erwachsene* unterrichtet hatte. Sie riet mir, mich mit einem gewissen Mr. Karpf in Verbindung zu setzen, der sich auf verspäteten Spracherwerb bei gehörlosen Kindern spezialisiert hatte. Also rief ich Mr. Karpf an, und er erzählte mir Geschichten über mehrfach behinderte und entwicklungsgestörte gehörlose Kinder, die erst relativ spät Sprache erlernt hatten. Allerdings war das älteste Kind, das er je unterrichtet hatte, elf Jahre alt gewesen. Noch nie hatte er gehört, daß jemand Erwachsene erstmalig mit Sprache vertraut gemacht hatte, aber er meinte, Mrs. Johnson in Orange County wisse vielleicht jemanden. Mrs. Johnson wußte auch tatsächlich einiges zu erzählen, was sie teilweise aber nur über drei oder vier Ecken gehört hatte: »Soundso hat mir von jemandem erzählt, der dies und jenes machen soll.« Sie riet mir, mich an das staatliche Heim für geistig Behinderte zu wenden. Dort, so habe sie erfahren, arbeite man irgendwie mit Gebärden-

* D. h. Personen, die von Geburt an gehörlos sind oder vor dem Alter ertaubt sind, in dem normalerweise der Spracherwerb beginnt, so daß sie Sprache gewissermaßen »verspätet« erlernen. (Anm. d. Übers.)

sprache bei katatonischen Patienten, vielleicht bringe mich das weiter. Das glaubte ich allerdings nicht, und so ignorierte ich ihren Vorschlag.
Schließlich rief ich erneut bei Laura an und fragte, ob sie mir vielleicht noch einen anderen Tip geben könne. Da fiel ihr plötzlich Ursula Bellugi ein. Jeder, der Gebärdensprache lernt, hört früher oder später von den großen Dolmetschern auf diesem Gebiet, von Menschen, die sogar Lieder gebärden können, von gehörlosen Schauspielern und natürlich von der Sprachwissenschaftlerin Ursula Bellugi. Da die Gebärdensprache bis vor kurzem nicht als gleichberechtigt neben anderen Sprachen angesehen wurde, erlernt man diese Sprache noch immer anders als jede andere Zweitsprache. Wer beispielsweise Deutsch lernt, wird zuerst mit den Beugungsformen unregelmäßiger Verben vertraut gemacht, ehe er sich mit Dingen wie Martin Luthers Bibelübersetzung und seinen Verdiensten um die Vereinheitlichung des Deutschen beschäftigt oder moderne deutsche Dichtung liest. Doch noch bevor die Gebärdensprachschüler die elementarsten Konversationskenntnisse besitzen, lernen sie die Geschichte der ASL kennen, die Namen prominenter gebärdender Schauspieler und erstklassiger Dolmetscher sowie eine Menge erfundener und wahrer Geschichten zum Thema Gehörlosigkeit und Gebärdensprache – und sie erfahren einiges über Ursula Bellugi.
Ursula Bellugi ist Linguistin am Salk Institute in La Jolla, wo unter anderem die biologischen Grundlagen von Sprache erforscht werden. Die Wissenschaftlerin arbeitet auf dem Gebiet der Amerikanischen Gebärdensprache und befaßt sich mit Gehörlosen und deren Kindern. Ihr wissenschaftlicher Hintergrund liegt im

Bereich Spracherwerb. Als ihr Name fiel, war ich gleich sehr zuversichtlich, daß ich über sie an Leute und Informationen herankommen würde, die mir weiterhelfen würden. Ich rief also bei ihrer Sekretärin an und vereinbarte einen Termin. Doch bis es soweit war, mußte ich mir allein überlegen, wie es weitergehen sollte.

Am Montag morgen trafen Ildefonso und ich uns in der Schule wieder. Ohne Einwand akzeptierte er, daß wir mit einer Gebärdenlektion anfingen. Wir waren offenbar stillschweigend übereingekommen, daß Worte erst einmal warten mußten. Ildefonsos Antworten erfolgten mechanisch, er ergriff nie selbst die Initiative. Und nachdem wir die wenigen Begriffe unseres gemeinsamen Vokabulars durchgegangen waren, überlegte ich mir, daß eine Rechenstunde jetzt guttun würde.
Addition und Subtraktion mit den Zahlen von eins bis neun waren für Ildefonso kein Problem mehr; jetzt war die Reihe an der Zehn. Aber konnte ich ihm schwierigere Rechenaufgaben verständlich machen, ohne Sprache zu gebrauchen? Selbst mit Hilfe von Sprache wußte ich nicht, wie ich ihm die Zehn beibringen sollte. Es war für mich so selbstverständlich geworden, daß ich vergessen hatte, wie ich es erlernt hatte. Ich malte neun Striche, fügte dann nach einer Pause einen zehnten hinzu und zeichnete einen Kreis um alle zehn Striche. Über diesen Kreis schrieb ich 10. Ildefonso starrte ausdruckslos darauf. Da erinnerte ich mich daran, wie ich als Fünfjährige in der aus einem Zimmer bestehenden Schule in Wyoming saß: Die Lehrerin hatte auf meinem Tisch ein Bündel Buntstifte und einen einzelnen Stift neben ein Blatt Papier gelegt, auf dem nebeneinander zwei Einsen standen. Vor Ildefonso zählte ich nun neun

Stifte ab, nahm einen weiteren dazu, band das Bündel mit einem Gummi zusammen und legte es auf ein Blatt Papier. Darunter schrieb ich *10*. Dann schrieb ich die Zahlen von eins bis zehn auf und deutete bei *10* auf das Bündel. Nun folgten 11, 12, 13, 14, 15, wobei ich jeweils einen Buntstift dazulegte. Solange Ildefonso interessiert zusah, wiederholte ich die Lektion immer und immer wieder. Nun machte ich zwei Bündel und legte sie nebeneinander, dazu schrieb ich *20*. Langsam schrieb ich jetzt nacheinander *1* bis *20* auf das Blatt und ordnete jeder Zahl die entsprechende Anzahl von Stiften zu. Ildefonso studierte das Blatt mit den Zahlen – und hatte es ohne weitere Hilfe begriffen. Im Vergleich zu Gebärden und Worten fiel ihm der Umgang mit Zahlensymbolen ausgesprochen leicht; offensichtlich war das Rechnen in seinem Denken bereits fest verankert.
Wir gingen zusammen zum Mittagessen in die Cafeteria, und ich bombardierte ihn mit Begriffen: Milch, Kaffee, Sandwich. Er antwortete mit ungenauen Nachahmungen und sah dabei immer irgendwo anders hin. Als wir dann schweigend aßen, studierte er die Gebärdenden und Sprechenden im Raum, danach verschränkte er die Arme und bot wieder das gleiche Bild wie bei unserer ersten Begegnung. Was wußte er, was begriff er? War Sprache für ihn nur eine Aneinanderreihung von Namen, die verglichen mit seinen Gesten lediglich allgemeinere Gültigkeit hatten? Oder ahnte er, daß es sich dabei um ein komplizierteres System handelte?
Auf der Busfahrt nach Hause kam ich zu der Überzeugung, daß wir uns niemals wirklich kennenlernen würden. Seine und meine Fragen sollten wohl für immer unbeantwortet bleiben. Denn Ildefonso würde nie aufhören sich zu fragen, wie er den Code knacken, Bedeu-

tungen und Regeln erfahren konnte. Und für mich würde es immer ein Rätsel bleiben, was ihn zu seinen Tränenausbrüchen veranlaßt hatte, und noch mehr, was seinen Trancezustand ausgelöst hatte, als er mit geschriebenen Namen konfrontiert worden war.

Am nächsten Morgen verpaßte ich den Bus und kam zu spät. »Tut mir leid«, gebärdete ich in der Hoffnung, aus meiner Abgehetztheit und meiner zerknirschten Haltung könnte er vielleicht auf den Sinn der Gebärde schließen. Doch er reagierte nur mit seinem üblichen Begrüßungsnicken. Mein Zuspätkommen nahm ich zum Anlaß, die Gebärde für »Uhr« einzuführen und über Zeit zu sprechen. Ildefonso saß nur da und starrte mich an.

Im Laufe dieser Woche versuchte ich mehrmals, ihm begreiflich zu machen, was die Ziffern auf einer Uhr bedeuteten. Er schien zu verstehen, daß sie mit Ereignissen wie Kursbeginn oder Mittagspause zu tun hatten, doch das Zifferblatt hätte für ihn ebensogut ein Blumengemälde sein können. Die Bewegung oder die Stellung der Uhrzeiger blieben für ihn bedeutungslos.

Also ging ich zu allgemeineren Zeitbegriffen über: Morgen, Abend, die Vorstellung von »Tag«, die auf Sonnenaufgang und Sonnenuntergang beruht. Schließlich lernte Ildefonso die Gebärde für »Sonne«, »Sonnenaufgang« und »Sonnenuntergang«, aber nicht die für »Tag« und »Nacht«. Ich stellte theatralisch Arbeiten, Mittagessen und wieder Arbeiten dar, dann Nachhausegehen, Ausruhen und noch einmal Essen, während die Sonne unterging. Im Anschluß an die mimischen Darstellungen gebärdete ich entsprechend »Morgen«, »Mittag« und »Abend«, wiederholte das Ganze und machte die Gebärde für »Tag«, in der die gesamten vorherigen

Gebärden enthalten sind. Aber Ildefonsos Gesicht blieb ausdruckslos.
Wir waren in der Gegenwart festgefahren. Ich ließ die Idee mit den Zeiten fallen und versuchte, die Wörter, die er kannte, mit Adjektiven zu verbinden, also mit bestimmten Eigenschaften: »Tisch hart, Buch/Heft hart, Haar weich, Kleider weich.« Aber Ildefonso wollte ständig irgend etwas mit dem Tisch oder dem Heft machen oder schien besorgt, daß mit seinen Haaren und seinen Kleidern etwas nicht stimmte.
Nach dem ersten Bewußtwerden von Namen ging seine weitere Entwicklung unerträglich langsam vor sich. Alles, was wir gemeinsam hatten, war die Vorstellung von Sprache, nicht die Sprache selbst. Wir mußten uns durch einen trüben Sumpf vager Mimik und provisorischer Symbole kämpfen. Stunden- und tagelang probierte Ildefonso an neuen Gebärden herum und versuchte, ihre Formen und ihren Gebrauch zu ergründen. Von Zeit zu Zeit gelang es ihm, sie zu begreifen und richtig einzuordnen, und ganz allmählich vergrößerte sich sein Wortschatz.
Bislang kannte er ausschließlich Gebärden für Substantive, für Hauptwörter. Sprache bestand für ihn nur aus Namen. Satzbau, Zeiten und alle anderen Symbole, die keine Substantive verkörperten, blieben ihm weiterhin unbekannt und unvorstellbar. Ein Name, den man in der Interaktion mit vielen anderen Menschen gebrauchen konnte, der niedergeschrieben von einem anderen zu anderer Zeit und an einem anderen Ort verstanden wurde, war für ihn allein schon etwas Wunderbares. Deshalb war er versessen auf immer neue Namen. Ich wußte, daß Namen allein noch lange nicht Sprache waren, doch er wußte es nicht.

Meine Lektionen über Tätigkeitswörter scheiterten kläglich. Der gesunde Menschenverstand sagte mir, daß man mit sichtbaren, leichtverständlichen Handlungen anfangen mußte, mit stehen, sitzen, schreiben. Aber der gesunde Menschenverstand war leider im Irrtum. Nachdem Ildefonso die Bedeutung von »stehen«, »sitzen«, »schreiben« erkannt hatte, faßte er die Begriffe durchweg als Befehle auf; es gelang ihm nicht, sie als Symbole für Tätigkeiten anzusehen. Statt dessen blickte er mich verständnislos an und fragte sich wohl, warum ich ihn ohne Sinn und Zweck herumkommandierte.

Tagelang versuchte ich, Ildefonso verschiedene Tätigkeitsgebärden beizubringen: sehen, essen, trinken, lesen, schlafen. Aber er wiederholte sie kein einziges Mal als Gebärden, die er lernen und zusammen mit Namen verwenden konnte, sondern immer nur, um dem Befehl zu gehorchen. Ich habe Jahre gebraucht, bis ich das Naheliegende erkannte: Er brauchte diese Gebärden einfach nicht. Eine mimisch dargestellte Handlung ist einfach, effektiv und einleuchtend. Wer was mit wem, wann und in welcher Reihenfolge macht, ist oft schwer nachzuvollziehen, aber die Tätigkeit an sich ist klar. So begriff er deutlich sichtbare Handlungen sofort, sogar nicht sichtbare Tätigkeiten wie lieben, verstehen, vermuten, wenn sie mit Händen und Gesicht ausgedrückt wurden.

Ich kam wieder auf Adjektive zurück. Eines Morgens dachte ich mir, daß Farben eine gute Einführung für beschreibende Wörter sein müßten. Auf verschiedene Bücher zeigend, die ich in einer Reihe aufgestellt hatte, gebärdete ich: »Buch/Heft blau, Buch/Heft rot, Buch/Heft orange, Buch/Heft braun«, und fuhr dann fort: »Tisch braun, Wand orange.« Verblüfft sah Ildefonso mich an, als er plötzlich zwei Namen für einen Gegenstand sah. Ich verwendete die Buntstifte, zeigte auf Kleider und Bilder und möglichst viele unterschiedliche Dinge mit derselben Farbe. Dies rot, das rot, jenes rot, wiederholte ich, bis Rot unabhängig von den jeweiligen Gegenständen zu existieren schien. Nachdem Ildefonso etwa achtmal gesehen hatte, daß Farben zusammen mit den verschiedensten Gegenständen gebraucht wurden, hatte er begriffen. Dieser Erfolg ließ wieder etwas vom Enthusiasmus der vergangenen Woche in uns aufflammen. Ildefonso vergewisserte sich: »Buch/Heft blau, Tisch braun?«

»Ja, ja, richtig«, gebärdete ich und freute mich über die erste erfolgreiche Kommunikation seit Tagen. Dann übten wir einige Gebärden für Farben und lernten neue dazu. Die Lektion endete jedoch abrupt, als ich die Gebärde für »grün« machte. Als er sah, auf welche Farbe sich »grün« bezog, duckte er sich, krümmte den Rücken und mimte Verstecken. Ängstlich spähte er von einer Seite zur anderen und gebärdete dabei dauernd »grün, grün«. Ich hatte keine Ahnung, was er meinte.

»Grün, was?« gebärdete und gestikulierte ich. Wieder tat er so, als verstecke er sich, und sah erschreckt aus; er reagierte, als sei sein »grün« eine Schlange. Viele Farbgebärden werden mit einer zickzackartigen Handbewegung von links nach rechts ausgedrückt, die einer Schlange oder einer dahinhuschenden Eidechse ähnelt. Aber vielleicht beschrieb Ildefonso tatsächlich eine Schlange, möglicherweise hatte er ein schlimmes Erlebnis mit einer Schlange gehabt. Etwas anderes konnte ich mir nicht vorstellen, und so mimte ich eine Schlange, die auf mich zukam und vor der ich mich zu verbergen suchte. »Grün«, gebärdete ich mit der Rechten und verwandelte den linken Arm in eine Schlange. Dann betrachtete ich meine beiden Arme und blickte schließlich Ildefonso an. Aber er lehnte sich zurück, das Thema war für ihn beendet.

Von dieser »grün«-Geschichte ließ ich mich jedoch nicht entmutigen; immerhin hatte Ildefonso seine ersten Adjektive begriffen. Vielleicht waren sie einfacher als Tätigkeitswörter, weil durch sie ein Buch oder ein Hemd vom anderen zu unterscheiden war, so wie Namen ein Ding von einem anderen unterschieden. Unter Verwendung seines neuen Wortschatzes führte ich das Tätigkeitswort »mögen« ein. Ich legte drei Buntstifte auf den Tisch und betrachtete sie, während ich »rot«, »blau« und »orange« gebärdete. Nachdem ich sie eine Weile angesehen hatte, nahm ich den Rotstift und erklärte: »Rot mag ich, Blau o.k., Orange o.k., aber« – ich veränderte meine Körperhaltung, um den Unterschied deutlich zu machen – »Rot mag ich.« Dann legte ich alle Stifte, deren Farben Ildefonso kannte, nebeneinander, deutete auf jeden einzelnen, machte die entsprechende Farbgebärde dazu und gab ihm mit einer Handbewegung zu verstehen, daß nun er an der Reihe sei, mir mitzuteilen, welches seine Lieblingsfarben seien. Ich wiederholte die Frage mit den unterschiedlichsten Farbzusammenstellungen, doch Ildefonso antwortete nicht.

Die Frage, was in seinem Kopf vorging, plagte mich nach wie vor. Als isoliertes Individuum mußte er ganz andere Erfahrungen gemacht haben als ein in Gemeinschaft lebender Mensch. Je abstrakter ein Gedanke war, den ich ihm nahezubringen versuchte, desto stärker drängte sich mir die Frage auf, wie er ihn wohl interpretierte. Wenn er nie nach seinen Wünschen oder seiner Meinung gefragt worden war, was sehr wahrscheinlich war, und wenn er nie gelernt hatte mitzuteilen, was ihm gefiel und was nicht, wie konnte er dann auf den Gedanken »ich mag...« kommen? Sein Leben lang war er gezwungen gewesen, sich passiv zu verhalten und alles, was ihm widerfuhr, hinzunehmen. Würde er sich jemals genug Sprache und begriffliches Denken aneignen, um mir seine Gedanken und Erfahrungen vermitteln zu können?

Endlich kam der Tag, an dem ich mit Ursula Bellugi verabredet war. Ich hatte das Gefühl, von nun an würden sich alle meine Probleme in Luft auflösen. Dr. Bellugis ungezwungene Art und ihre legere Kleidung nahmen mir sofort jegliches Gefühl der Befangenheit. Geduldig hörte sie zu, als ich ihr meine Situation schilderte und um fachkundige Hilfe bat. Nachdem sie mir einige Fragen gestellt hatte, gab sie mir eine Liste von Zeitschriftenartikeln und Büchern zu Spracherwerb, gab jedoch zu bedenken, daß es dabei ausschließlich um Kinder gehe; ihr sei niemand bekannt, der den Erstspracherwerb bei Erwachsenen untersucht hätte. Es gebe zwar Berichte über sogenannte »wilde« Menschen, die man gelegentlich gefunden habe, sie zweifle aber daran, daß mir das weiterhelfen könne, da Kinder, egal, ob gehörlos, »verwildert« oder normal, sich hinsichtlich des Spracherwerbs grundlegend von Erwachsenen unterschieden. Das menschliche Gehirn verändere sich von der frühen Kindheit bis zur Phase nach der Pubertät ganz enorm, so daß das Erlernen von Sprache an einen Erwachsenen völlig andere Anforderungen stelle. Dr. Bellugi bedauerte, daß sie mir so wenig weiterhelfen konnte, und wünschte mir viel Glück. Ich verabschiedete mich und fühlte mich hilflos und allein gelassen.

Als ich am nächsten Tag Ildefonso traf, fragte ich mich, was wir bislang erreicht hatten. Es tröstete mich ein wenig, daß er addieren und subtrahieren und bis über zwanzig hinaus zählen konnte. Doch er kannte weniger als zwanzig Substantive und nur sieben Adjektive – allesamt Farben. Verben beherrschte er ebensowenig wie Zeiten, und er gebrauchte nie mehr als zwei Gebärden hintereinander, ehe er sich wieder mimisch und mit erfundenen Gesten ausdrückte. Diese Errungenschaften erweckten bestenfalls vage einen Anschein von Sprache. Was uns verband, waren Mimik, hochgezogene Augenbrauen und *cat*. Jeder kannte zwar den Namen des anderen, aber das war auch schon alles, was wir voneinander wußten.
In *The City of Glass* erfindet Paul Austen einen sprach- und gehörlosen Menschen, der wie Ildefonso bis ins Erwachsenenalter hinein keinen Namen hat. Diese fiktive Person erzählt einem Besucher: »Ich heiße Peter Stillman. Das ist aber nicht mein richtiger Name. Mein richtiger Name ist Peter Hase. Im Winter bin ich Mr. Weiß, im Sommer Mr. Grün. Seltsam, nicht wahr?« Ich fragte mich, ob der Name Ildefonso für den Menschen, der ihn trug, realer war.

KAPITEL 5

Ildefonso, du Schüler.«
»Ildefonso, ich?«
»Ja, du, Ildefonso Schüler«, wiederholte ich und mimte das Lesen eines Buches, wobei ich die Stirn in Falten legte, als versuchte ich, etwas zu verstehen. »Schüler (eigentlich: *Lernender*) du.«
»Ich? Ildefonso.«
»Ja. Ildefonso, du.«
Und das war es. Raum 6 kam mir vor wie ein Gefängnis, eine fensterlose Zelle mit hin und her wandernden Insassen. Doch Ildefonso und ich hatten uns entschieden, hierzubleiben und dieselbe abgestandene Luft zu atmen. Wir verbrachten mehr Zeit mit Mimik, Gestik und Grimassenschneiden als mit richtigen Gebärden. Und wir mißverstanden uns fast permanent. Stundenlang spielten wir Scharaden und rätselten und rätselten. Für gewöhnlich eröffnete ich das Spiel, indem ich eine neue Gebärde einbrachte und sie in vier oder fünf verschiedenen Kontexten mimte, um sie Ildefonso begreiflich zu machen. Währenddessen hob und senkte er langsam den Kopf, entweder um anzuzeigen, daß er im Begriff war zu verstehen, oder um mich zu weiteren Versuchen zu ermuntern – genau wußte ich das nie. Dann war Ildefonso dran. Er zog die Augenbrauen hoch und legte die Stirn in Falten: Das war sein Fragezeichen. Ich beobachtete seine gestisch gestellte Frage immer wieder und wagte nach dem viertenmal einen ersten Rate-

versuch, einen weiteren nach dem fünftenmal. Wenn er sich zurücklehnte, den Blick ein wenig senkte und die Arme verschränkte, wußte ich, daß ich falsch geraten hatte. In der nächsten Stunde oder am nächsten Tag fingen wir wieder von vorne an.
Doch Ildefonso gab nicht auf. Selbst nach bedeutungslosen Interaktionen oder nach zweistündigen Bemühungen, einen einzigen vollständigen Gedanken zu vermitteln, versuchte er es weiter. Er wußte nicht, daß Kommunikation besser funktionieren konnte, und deshalb dachte er wahrscheinlich, daß es eben immer so schwierig sei. Auch wenn er eine Vorstellung nur bruchstückhaft erahnte, zog er doch die harte Arbeit des Verstehens der früheren Isolation und Bedeutungslosigkeit vor. Bertrand Russell schrieb einmal, daß man selbst vor einem anstrengenden Weg nicht zurückschrecke, »wenn das Ziel mit ebensolcher Anstrengung herbeigesehnt wird... Ein Junge quält sich mit einem Schlitten den Berg hinauf, nur um der wenigen Augenblicke der Wonne willen, die er bei der Abfahrt empfindet. Niemand muß ihn zu diesem eifrigen Tun anhalten; wie sehr er auch schnauft und keucht, er ist doch glücklich«. Die wenigen Augenblicke des gegenseitigen Verstehens waren für Ildefonso Ansporn genug, sich weiter abzumühen.
Seine Ausdauer motivierte auch mich, es immer wieder zu versuchen. Sogar wenn wir einander stundenlang nicht verstanden oder einen ganzen Tag lang kein Stückchen weitergekommen waren, konnte ich doch nicht aufgeben. Seit Ildefonso ein Bewußtsein für Namen erlangt hatte, zeigte er mir durch sein lebhaftes Interesse, wie sehr er sich nach Sprache sehnte. Der konzentrierte Gesichtsausdruck, sein Mittun und seine

gespannte Haltung machten mir Mut. Außerdem wäre es zu schmerzhaft gewesen, eine Niederlage einzugestehen. Ich hätte mich selbst dafür gehaßt, wenn ich ihn nur mit dem Unerreichbaren gequält hätte. Sprache mußte für ihn möglich sein. Ich sträubte mich mit jeder Faser gegen den Gedanken, Ildefonso sei ein aussichtsloser Fall. Er schien Sprache zu empfinden und nach dem zu fassen zu suchen, was er nicht verstand. Inzwischen beherrschte er beinahe dreißig Gebärden. Und auch, wenn die gebärdenden Schimpansen und Koko, der Gorilla, besser gewesen sein mögen, so waren diese dreißig Gebärden zumindest der Beweis, daß Ildefonso die Idee der Symbole begriffen hatte. Also mußte er imstande sein, so sagte ich mir, weitere Fortschritte zu machen, noch mehr Gebärden zu erlernen und irgendwann einmal zwei oder drei Gebärden zu verbinden.
Aufgeben kam für uns beide nicht in Frage. John war es gelungen, ein Studiendarlehen zu ergattern, so daß ich meine Jobsuche verschieben und weiter mit Ildefonso arbeiten konnte. Jeden Morgen um acht Uhr betrat ich Raum 6 in Bungalow D, und jeden Morgen saß Ildefonso auf demselben Stuhl und wartete auf mich. Tagelang blickte jeder in das interessierte und fragende Gesicht des anderen in dem festen Glauben, daß unsere Kommunikation verbesserungsfähig sei.
Mit einer weiteren plötzlichen Erleuchtung rechnete ich jetzt nicht mehr. Wir akzeptierten beide, daß unsere Gesprächsversuche schwerfällig und mühselig wie eine Bergbesteigung waren, und wir schöpften Mut, wenn es uns einmal leichter zu fallen schien als am Vortag. Mitunter dauerte es Wochen, ein gestisches oder mimisches Zeichen durch ein oder zwei Gebärden zu ersetzen, und manchmal gelang es überhaupt nicht. All-

mählich tauchten neben den Gesten und Scharaden Gebärdenfolgen und Zwei-Gebärden-Sätze auf, die an das Brabbeln von Kleinkindern erinnerten. Zwar war Ildefonso noch infantil (im Sinne der lateinischen Bedeutung: »ohne Sprache«), aber nur, was die Sprache selbst betraf. Denn was er mit seinem kindlichen Sprachvermögen vermitteln wollte, das waren inhaltlich durchaus die Gedanken eines Erwachsenen. So waren unsere Dialoge eigentlich viel zu kompliziert, um sie mit ein oder zwei Gebärden auszudrücken, und führten deshalb häufig zu Enttäuschung statt zu gegenseitigem Verständnis.

Wenn ein Kind ein neues Wort oder eine neue Gebärde erlernt, dann steht dieses Symbol gleichzeitig für einen neuen Gegenstand oder eine neue Erfahrung. Normalerweise liegt nur eine kurze Zeitspanne zwischen dem Kennenlernen von Wasser und dem Hören des Wortes oder dem Sehen der Gebärde für Wasser. Im Gegensatz zu einem Baby hatte Ildefonso jedoch nicht die Zeit, mit anzusehen, wie sich ihm die Welt offenbarte. In seinem Kopf waren die Sinneseindrücke von siebenundzwanzig langen Jahren gespeichert: was er gesehen, gerochen, ertastet und empfunden hatte, zudem Tausende von Ereignissen, die ihm niemand je erklärt hatte. Wenn er nun ein Wort oder eine Gebärde endlich verstand, wurden dadurch oft Fragen ausgelöst, oder er erinnerte sich an Geschichten, die ich zum größten Teil nicht entschlüsseln konnte. Ildefonso wollte die Welt auf einer Sprachebene erklärt haben, die einem kindlichen »Mama«, »Wauwau« und »was ist das?« entsprach.

Obwohl er nun wußte, daß etwas jenseits der Sprachlosigkeit existierte, standen ihm nicht genug Symbole zur Verfügung, um einen vollständigen Gedanken mitzuteilen. Mit Mimik und Gestik allein konnte er nicht beschreiben, wie er überlebt hatte oder wer er war. Ebensowenig war er imstande, mit seinen einfachen mimischen Darstellungen und Hindeuten jene Fragen zu stellen, die sich in seinem bisherigen Leben in ihm aufgestaut hatten. Doch aus seiner Sicht kannte Ildefonso jetzt das große Geheimnis, er hielt die magische Formel in Händen, die sich bisher seinem Zugriff entzogen hatte und die er nun anwenden wollte. Er fing an, Fragen zu stellen, und manchmal versuchte er geradezu verzweifelt, mir etwas zu sagen, doch 98 Prozent seiner Mitteilungen waren immer noch gemimt. Auch mit größter Konzentration und blühender Phantasie gelang es mir nicht, mehr als eine von zehn Mitteilungen zu verstehen. Doch trotz häufiger entmutigender Erfahrungen versuchte ich weiterhin, ihm Fragen zu seinem Überleben und seiner Vergangenheit zu stellen. Und obwohl er sie nie ganz begriff, war ich doch überzeugt, daß er spürte, daß ich etwas über sein Leben wissen wollte. Manchmal versuchte er etwas zu beantworten, was er für meine Frage hielt. Aber ich verstand seine Antworten nicht, entweder weil mir der Kontext fehlte, der seine aufeinanderfolgenden Gesten verband, oder weil sein Leben einfach zu andersartig war, als daß ich es hätte begreifen können.

Alles, was ich in Erfahrung bringen konnte, waren Andeutungen. Besonders großen Wert legte Ildefonso darauf, mir seine »grün«-Geschichte nahezubringen. Jedesmal, wenn ich »grün« gebärdete, starrte er mir geradewegs in die Augen und gebärdete »grün, grün«. Dann folgte jedesmal dieselbe leidenschaftlich und energisch gemimte Geschichte, durchsetzt von zahlreichen »grün«-Gebärden. Ildefonso erzählte mir, jemand oder etwas werde von jemandem mit den Händen gepackt; dann irgend etwas mit Armen; »grün« und reisen oder sich fortbewegen und andere oder dieselben, die zupakken, und »grün«. Diese Geschichte wiederholte er fünf-, sechs-, vielleicht ein dutzendmal, und ich begriff sie nie. Nichts, was Ildefonso sonst mitteilte, war dermaßen emotionsgeladen und so lebhaft geschildert wie die »grün«-Geschichte. Aus der ständigen Wiederholung und der Intensität der Darstellung schloß ich, daß ich anfangen würde, Ildefonso kennenzulernen, sobald ich diese Geschichte verstanden hatte.

Über Stunden, Tage, Wochen und schließlich Monate hinweg spielten Ildefonso und ich Bergsteiger. Bedeutungsstränge wurden geflochten, zugeworfen, festgezurrt und ausprobiert. Sätze mußten oft mehrmals hin- und hergeworfen werden wie Sicherungsseile, ehe sie endlich aufgefangen und befestigt, begreifbar wurden. Schritt für Schritt, manchmal unendlich und quälend langsam, verknüpften und verknoteten wir, bis wir an Boden gewannen und die Basis unseres Verstehens breiter und solider wurde. So langsam und unmerklich, wie ein Baum wächst, begann sich Kommunikation zwischen uns zu entwickeln.

»Ildefonso – Schüler, er, er, sie (deutend) Schüler, Schüler, Schüler«, versuchte ich es wieder, wobei ich an die erfolgreiche männlich/weiblich-Lektion anknüpfte. »Susan – Lehrer, Elena – Lehrer, LuAnn – Lehrer«, fuhr ich mit meinen gemimten Beschreibungen fort. »Schüler« wird gebärdet, indem man mit der einen Hand etwas aus der anderen herausnimmt und in die Stirn drückt, womit die Vorstellung vermittelt werden soll, daß Wissen aus einem Buch ins Gehirn übertragen wird.

»Ich?« fragte Ildefonso und spielte einen verwirrten,

wißbegierigen Menschen, deutete auf das Blatt Papier, dann auf jemanden, der Gebärden machte, und wandte sich schließlich wieder mir zu, mit nach oben gekehrten Handflächen eine Erklärung fordernd. Er mimte Gesten und Pseudogebärden, ehe er mich gestisch bat: »Kannst du mir das noch mal erklären?« Wieder gebärdete er »Ich?« und blickte auf meine Hände, um die neue Gebärde zu erfahren.

»Schüler du«, erwiderte ich.

»Ich, Ildefonso, Schüler. Lehrer du.« Er hatte es kapiert.

»Ja, gut«, gebärdete ich.

Während er die neuen Namen übte, sah ich meine Chance, ihm Verben beizubringen. Die Gebärden »Lehrer« und »Schüler« beinhalten die Verben »lehren« und »lernen«. Zuerst befaßten wir uns mit dem Schreiben von Buchstaben. Ildefonso lernte, mit der Hand zu schreiben und zwischen ähnlich aussehenden Buchstaben zu unterscheiden. Wenn er schrieb, sah er richtig zufrieden aus. Trotz der Krise, in die ihn Worte gestürzt hatten, fragte er gelegentlich nach der Übersetzung einer Gebärde und notierte das neue Wort sorgfältig auf dem inzwischen ausgefransten Blatt Papier, auf dem er einst seine Wörterliste begonnen hatte. Dieses Blatt trug er immer ordentlich zusammengefaltet wie ein wichtiges Dokument in seiner Hosentasche. Ich nutzte die Schreibstunde, um ihm zu erklären, daß ich Buchstaben »lehrte« und er sie »lernte«. Nach einigen Variationen zu diesem Thema gebrauchte Ildefonso seine ersten Tätigkeitsgebärden, »lehren« und »lernen«: Die Verben, die er endlich als solche erkannte, also als dauerhafte Symbole für bestimmte Tätigkeiten, konnten mimisch nur schwer dargestellt werden; er brauchte die Gebärden.

Allerdings fragte ich mich, ob er sie wohl auch von sich aus verwenden würde. Wenn ich ihm Verben beibrachte, reagierte er darauf noch immer wie auf Befehle, und wenn er schließlich doch ein Verb zu verstehen und in sein Vokabular aufzunehmen schien, so gebrauchte er es nur, wenn ich ihn dazu aufforderte. Er kombinierte nie Verben mit Substantiven. Verb plus Substantiv war für ihn anscheinend nicht so natürlich und automatisch wie Namen. Wir paukten Verbphrasen, und ich machte ihn mit neuen Verben vertraut, immer in der Hoffnung, wir könnten so unser gegenseitiges Fragen und Antworten befriedigender gestalten.

Oft überforderte ich ihn auch. Einmal stellte ich mimisch zwei große imaginäre Spalten dar, die eine links, die andere rechts von mir. Für die linke Spalte mimte und gebärdete ich: »sehen«, »gehen«, »sitzen«, »stehen«, »lesen«, »essen«, »laufen« und »lehren«; rechts von mir führte ich die Liste von Ildefonsos Gebärdenschatz auf: »Tür«, »Tisch«, »Buch/Heft« etc. – und natürlich »Katze«. »Namen hier«, gebärdete ich zu der inzwischen unsichtbaren Reihe zur Rechten. »Tätigkeiten da drüben«, gebärdete ich links von mir. Doch plötzlich wirkte Ildefonso schläfrig. Anstatt seine Verwirrung oder sein Unverständnis zum Ausdruck zu bringen, schaltete er einfach ab.

Dasselbe ausdruckslose Gesicht und derselbe schläfrige Blick begegneten mir jedesmal, wenn ich versuchte, ihm unsere Konventionen bezüglich der Zeit nahezubringen. Ich unternahm weitere Versuche mit Uhr-Lektionen, doch er gähnte nur. Wenn ich Tageszeiten beschrieb und Begrüßungen wie »Guten Morgen« oder »Guten Abend« einüben wollte, rieb er sich die Augen. Er schien lediglich an der einen Gebärde interessiert zu sein, die auf die Vergangenheit verwies. Man könnte sie übersetzen mit »früher«, »vorher«, »vor einer Weile« oder »vor langer Zeit«. Ob er sie auch wirklich begriff, dessen war ich mir nie ganz sicher. Er verwendete sie niemals, blickte mich aber immer aufmerksam an, wenn ich »in-der-Vergangenheit« gebärdete und ihm die Bedeutung erklärte.

Während jede Lektion, in der es um Zeit ging, von Anfang an zum Scheitern verurteilt war, machte Ildefonso erfreuliche Fortschritte im Rechnen. Immer wenn ich dolmetschen oder mit anderen Schülern arbeiten mußte, beschäftigte ich Ildefonso mit Rechenaufgaben. Ohne nennenswerte Schwierigkeiten erlernte er das Multiplizieren, und das Dividieren kostete ihn kaum mehr Mühe. Obwohl er mit Geld umgegangen war, hatte er bisher nie verstanden, in welchem Verhältnis eine Münze zur anderen oder eine Werteinheit zur anderen stand. Doch er lernte rasch, seine Rechenkenntnisse auf Münzen und Banknoten anzuwenden. Auf diesem Wege fing Ildefonso langsam an, Bedeutungen und Regeln für manche Erfahrungen in seinem Leben zu erkennen. Was das Rechnen betraf, so brauchte er bald keinen Lehrer mehr. Und eines Tages, so hoffte ich, würde auch kein Sprachlehrer mehr vonnöten sein.

Dabei hatte ich nie in Erwägung gezogen, Lehrerin zu werden. Schulen und Bildungseinrichtungen hatten meiner Ansicht nach nur sehr wenig mit eigentlicher Bildung zu tun. Und während meiner Arbeit mit Ildefonso wurde mir auch immer klarer, daß das, was er und ich machten, eher den Gesprächen glich, die Sokrates und seine Schüler geführt hatten, als dem, was üblicherweise in Klassenzimmern ablief. Denn im Dialog ist der Lehrer vom Schüler nicht zu unterscheiden. Mit meinen

Lektionen förderte ich nie Ildefonsos Verständnis, und ich zeigte ihm auch keinen einzigen neuen Weg auf; aber im Gegensatz zum konventionellen Unterricht waren unsere Zwiegespräche niemals vergebens, auch wenn die beabsichtigte Botschaft nicht vermittelt werden konnte. Mit jeder neuen Gesprächsrunde machten wir zumindest winzige Fortschritte. Und während Ildefonso sich allmählich einen Wortschatz aneignete, lernte ich das Unterrichten.

Ildefonso hatte sich von seinem traumatischen Erlebnis mit den Wörtern erholt; er war wieder neugierig und stellte Fragen. Mit seinem wachen Verstand und seiner raschen Auffassungsgabe öffnete er sich den Bedeutungen, die sich hinter neuen Gebärden verbargen, und bat mimisch um nähere Erläuterungen. Sein Verstand war ganz offensichtlich keine *tabula rasa*; unzählige Erfahrungen und Empfindungen hatten Eindrücke hinterlassen und sein Denken stimuliert. Doch er verfügte über keine einzige Information, die ausschließlich über den Kanal der Sprache gewonnen werden konnte. Dabei spielte es keine Rolle, daß er intelligent war – ein isolierter Mensch kann nun einmal nicht Geschichte lernen, außer er hätte die Fähigkeit, in jeder beliebigen Epoche und an allen Orten zu leben. Genausowenig konnte Ildefonso etwas von Geographie wissen, wenn er nicht jeden Flecken der Erde selbst bereist hatte. Er war noch immer ein Fremder in dieser Welt. Beharrlich prägte er sich Vokabeln ein, selbst wenn ihre Bedeutungen ihm schwammig, undurchsichtig und fremdartig erschienen. Er spürte, daß aus diesen Bausteinen ein Gebäude mit Fenstern entstehen konnte, durch die ihm endlich der Blick in die Welt hinaus ermöglicht würde.

Ildefonsos Empfänglichkeit und Aufgeschlossenheit

heit war der Glücksfall, von dem jeder Lehrer träumt. Es machte mir riesige Freude, mitzuerleben, wie er alles, was ich ihm anbot, gierig in sich aufsaugte und nach mehr verlangte. Seine intellektuellen Mahlzeiten mußten oft wochenlang zubereitet werden, doch solche Bemühungen trugen nur um so mehr dazu bei, daß wir beide stolz auf uns waren, wenn dann endlich eine Botschaft aus meiner Welt bei ihm ankam. Und ich fühlte mich geschmeichelt, daß er mich als Expertin auf jedem Gebiet betrachtete. Ildefonso öffnete mir die Augen dafür, welch enormer Wissensschatz schon in der Grundschule vermittelt wird. Bis zur sechsten Klasse hatte ich mir mehr Informationen und Hilfsmittel angeeignet, als sich manche Menschen auf dieser Welt in ihrem ganzen Leben aneignen können.

Ildefonso war ein Musterschüler, und als solcher auch ein begabter Lehrer, der mir vieles beibrachte. Doch sein Vertrauen und seine Unschuld waren gleichzeitig die Katastrophe, die jeder gute Lehrer fürchtet: Denn Ildefonso ordnete sich völlig unter. Alles, was ich ihm sagte, schien er als die reine, unverfälschte Wahrheit zu akzeptieren. Sein Glaube an mich machte mir angst. Wenn ich einmal keine Antwort wußte oder etwas nicht erklären konnte, war er beleidigt – als würde ich nur deshalb nicht antworten, weil ich ihn für zu zurückgeblieben hielt, um meinen Ausführungen folgen zu können. Es war mir zuwider, wenn er so reagierte, aber da uns die Mittel fehlten, um Argumente auszutauschen, konnte ich seinem implizierten Vorwurf nichts entgegensetzen. Nicht weniger verhaßt war es mir, wenn ich ihm etwas Schreckliches über die Welt sagen mußte, beispielsweise warum Anita, eine Schülerin, sich an Elenas Schulter ausweinte, nachdem sie von ihrem Mann geschlagen worden war. Ich fühlte mich schuldig, weil ich an dieser Welt teilhatte. Dann hatte ich das Bild vor Augen, wie Ildefonso mich mit einem Blick zum Handeln aufforderte, der zu sagen schien: »Du hast soviel Macht; du begreifst Situationen und kannst sie mit der Magie der Worte und Gebärden beeinflussen. Warum unternimmst du nichts? Das ist deine Welt, das sind deine Menschen. Tu etwas!« Verglichen mit Ildefonso war ich ein Gott. Wie ein Marsmensch, der sich mit dem ersten Erdenmenschen, den er kennenlernt, anfreundet, hielt Ildefonso mich irrtümlicherweise für den Führer meines Planeten. Er konnte nicht wissen, daß ich den größten Teil meiner Sprache und meines Wissens mit vielen anderen Menschen gemeinsam hatte.

Ich machte mir Sorgen, wie Ildefonso reagieren würde auf all die Informationen, die mit der Sprache einhergingen, auf all die Schattenseiten des menschlichen Daseins, die ihm durch Unwissenheit bisher verborgen geblieben waren. Mir fiel Caliban aus Shakespeares *Sturm* ein, den Prospero zu sprechen und die Welt begreifen lehrt; doch Caliban lastet es seinem Lehrer an, daß er ihm das Fluchen beigebracht hat. Ich hoffte, Ildefonso würde sich weder das Fluchen angewöhnen noch mich, die Vermittlerin schlechter Nachrichten aus dieser Welt, dafür tadeln, daß sie nicht besser war. Bislang hatte er allerdings erst so wenig Sprache erlernt, daß ich noch lange keinen Grund zur Besorgnis haben würde.

KAPITEL 6

An zahlreichen entmutigenden Tagen fragte ich mich, was es eigentlich war, das uns weiterhin zusammen arbeiten ließ. In den ersten Wochen unseres gemeinsamen Arbeitens machte Ildefonso nicht genug Fortschritte, um den Lernenden in ihm und die Lehrerin in mir zu großem Eifer anzustacheln. Was trieb uns also dazu, daß wir uns jeden Morgen erneut zusammenrauften? Wenn ich heute zurückblicke, ist es mir klar. Mir ist nicht der Schüler Ildefonso in Erinnerung geblieben, sondern der Freund. Denn wir ermunterten uns als Freunde, das Unbekannte zu erforschen. Ohne uns über ein bestimmtes Ziel oder eine Richtung im klaren zu sein, wußten wir doch, daß wir ein gemeinsames Abenteuer zu bestehen hatten. Es gehörte zu unserer Arbeit, die eigene und die Person des anderen zu entdecken wie auch nach neuen Möglichkeiten zu suchen – und das sind Dinge, die Teil einer jeden Freundschaft sind. Wir entdeckten unser Leben neu und lernten, es auf neue Art zu betrachten und zu untersuchen. Intime Gedanken und Gefühle, die in einer Atmosphäre des Vertrauens offenbart werden, lassen neue Verbindungen entstehen und verändern die Wahrnehmung. In einer neuen Freundschaft hat man manchmal das Gefühl, zum erstenmal richtig zu leben. Ildefonso und ich erlebten es, dieses Neuartige, diese großartige Herausforderung, alles neu überdenken zu müssen.

Bestärkt durch unser gegenseitiges Interesse, sahen

wir plötzlich Risse und Löcher in Mauern, die uns bisher unerschütterlich und uneinnehmbar erschienen waren. Ohne die angespannten Muskeln seiner Stirn und Ildefonsos aufrechter, aufmerksam gespannter Körperhaltung hätte ich nie genug Phantasie entwickelt, um mir auszudenken, wie man Begriffe als Bilder in die Luft malen konnte. Ildefonso andererseits untersuchte und studierte mein seltsames Verhalten so lange, bis er allmählich eine Bedeutung erahnte. Ohne den Rückhalt, den mir seine ernsten schwarzen Augen gaben, wären meine improvisierte Mimik und meine Steinzeitmenschen-Gestik nicht von Dauer gewesen – ich hätte schon am ersten Tag aufgegeben. Statt dessen fing ich schon an jenem kurzen ersten Tag an, mich für diesen Menschen zu interessieren, der allein mit seinen isolierten Gedanken lebte und sich dennoch so sehr nach Kommunikation sehnte.

Wir begannen als Lehrerin und Schüler. Ildefonsos anfänglicher Wortschatz bezog sich verständlicherweise auf unser Klassenzimmer und unser ursprüngliches Verhältnis zueinander: Papier, Buch/Heft, Lehrer, Schüler. Doch zwei Wochen nach unserer ersten Begegnung und eine Woche, nachdem Ildefonso Namen entdeckt hatte, trat die Lehrer-Schüler-Beziehung in den Hintergrund. An jenem Morgen überraschte er mich mit einer Gebärde, die ich ihm nicht beigebracht hatte: »Blöd* ich.« Er nahm eine schlaffe Haltung ein, ließ den Unterkiefer herabhängen und machte kleine,

* Im englischen Original: *dumb*. Das Wort bedeutet sowohl »stumm« im Sinne von »ohne Sprache« wie auch »dumm, blöde« in der Umgangssprache. Von Gehörlosen wird dieser Begriff wegen seiner Doppeldeutigkeit als beleidigend empfunden. (Anm. d. Übers.)

unsinnige Gesten, dann gebärdete er wieder: »Blöd ich.«
»Nein! Nicht (kopfschüttelnd) blöd«, widersprach ich. Wo hatte er nur diese Gebärde aufgeschnappt? Es freute mich zwar, daß er selbständig Gebärden erlernte, aber ausgerechnet »blöd«! Schrecklich, daß er mir gerade das als seine erste selbst erlernte Gebärde zeigte! Es tat mir weh, daß er ausgerechnet eine Beleidigung gelernt hatte und sie nun auf sich selbst bezog.
»Blöd ich«, wiederholte er und senkte den Kopf, als schämte er sich.
»Nein, nein, nein!« ließ ich meine beiden Hände ausrufen. Zum erstenmal versuchte ich ihm den Unterschied zwischen hörend und gehörlos zu erklären. Meine Beschreibung von Geräuschen und Hören beruhte im Grunde darauf, daß ich Ildefonso Begriffe zeigte, die meine Ohren aufnehmen konnten, während seine verstopft waren: Die Begriffe konnten nicht durchdringen. Doch seine Augen wurden glanzlos, und er verschränkte die Arme – ein untrügliches Anzeichen dafür, daß diese Unterhaltung als Monolog begann und als solcher enden würde. Selbst wenn sie mit Sprache vertraut waren, begriffen manche Gehörlose nie, was Hören eigentlich ist. Die Vorstellung, daß Bedeutungen über Geräusche vermittelbar sind, ist für einen von Geburt an Gehörlosen einfach absurd. Wie konnte ich nur annehmen, daß es mir mit Mimik und einfachen Gesten gelingen könnte, diese fremdartige, für viele Gehörlose gar verrückte Idee zu vermitteln?
Sofort versuchte ich es mit einer anderen Erklärung: »Baby du (da drüben), Baby ich (hier).« Die »Baby«-Gebärde stellte ich mit übertriebener Deutlichkeit dar. Sie zählt zu den eher ikonischen Gebärden – das heißt, sie ist bildhaft und auch einem Nicht-Gebärdenden ver-

ständlich. Dann legte ich die beiden Babys auf den Boden und ließ sie, mit den Händen auf ihren Köpfen, zu Kindern heranwachsen, indem ich die Hände langsam hob. »Dieses Kind«, deutete ich auf das eine und dann auf mich, »dieses, Susan. Sie ging in die Schule, war in einem Klassenzimmer wie diesem hier«, gestikulierte und mimte ich. Wieder ließ ich die Kinder mit Hilfe meiner Handflächen ein Stück wachsen, dann vermittelte ich Ildefonso in Gesten: »Dieses Kind ist immer zur Schule gegangen. Das andere Kind – keine Schule. Jenes Kind – du, Ildefonso. Schule ich, keine Schule du.« Ich mimte und gebärdete: »Nicht blöd du; klug du, klug«, und brachte ihm damit eine neue Gebärde bei.

Ildefonso verfolgte interessiert meine Bewegungen, was ich als Hinweis auf ein gewisses Verständnis deutete; auch seine Arme waren jetzt nicht mehr verschränkt. Daraufhin wiederholte ich das Ganze, denn diese Lektion war mir weitaus wichtiger als meine vorbereitete Lektion über Verben. Ich wollte ihm diesen bildlichen Vergleich so lange einhämmern, bis ich ihn davon überzeugt hatte, daß wir im wesentlichen ebenbürtig waren. Bei der dritten Runde sah ich eine Möglichkeit, nicht nur zu prüfen, was er bisher verstanden hatte, sondern ihm auch erstmals eine Frage über sein Leben zu stellen: »Dieses Kind, ich – Schule. Dieses (andere) Kind, du – was?« Ich hoffte inständig, daß er die Frage richtig verstehen und mir schildern würde, was er als Kind gemacht hatte.

»Kind so-groß ich?« erwiderte Ildefonso.

»Ja. Was macht das Kind?« mimte ich und tat, als könne ich das Kind nicht richtig sehen, dann beschrieb ich einige Tätigkeiten, die vielleicht mit meiner Frage zu tun hatten.

Ildefonso streckte die Arme aus, die eine Hand leicht nach oben geöffnet, und bewegte die offene Hand vor imaginären Leuten hin und her: Er bettelte. Die Größe des Kindes deutete auf ein Alter von vier oder fünf Jahren hin. Während ich drei Mahlzeiten täglich gehabt hatte und regelmäßig zur Schule gegangen war, hatte er betteln müssen. An manchen Tagen hatte er die Hände sicher vergeblich ausgestreckt, und er und seine Familie waren hungrig geblieben. Die Verblektion hatte wirklich noch Zeit.
Ich versuchte zu zeigen, daß die beiden Kinder, Susan und Ildefonso, gleich waren, indem ich ihm andeutete, daß die Größe ihrer Köpfe sowie ihre Körpergröße gleich waren. Dann brachte ich ihm die Gebärde für »Freund« bei, die zu meinen Lieblingsgebärden gehört und mit ineinander eingehakten Zeigefingern gebildet wird. Die abstrakte Vorstellung von einem Verbindungsglied oder gemeinsamen Banden wird dabei wörtlich übertragen, indem der erste Gebärdende einen Zeigefinger anbietet und der zweite »einschlägt«, indem er seinen Finger in den des anderen einhakt. »Ildefonso, Susan – Freunde«, gebärdete ich abschließend, und wir reichten uns die Finger zum Zeichen »Freund«. Ich glaube, er hatte es verstanden. Die Lehrer-Schüler-Rollen wurden zweitrangig, wir waren Freunde.
Ohne den Austausch von Mensch zu Mensch hätte Ildefonso niemals Sprache erlernen können. Sprache ist untrennbar mit dem menschlichen Verhalten verbunden, sie ist wie ein lebender Organismus. Manche vertreten sogar die Ansicht, die Entstehung von Sprache habe die Evolution des Menschen ersetzt, sie sei nicht nur integraler Bestandteil des Menschseins, sondern auch der einflußreichste Faktor bei der Entwicklung des

Menschen. Man kann Sprache nicht isoliert erlernen. Computer, Bücher und Fernsehen können zwar Übungen, Erklärungen, Regeln oder Vokabeln vermitteln, aber nur Menschen können das weitergeben, was Sprache mehr sein läßt als einen begrenzten, statischen Code. Selbst wenn wir Sprache kennen, können wir mit Büchern allein keine zweite erlernen; es sei denn, es handelt sich um eine tote Sprache.

Zwei Wochen, nachdem er »Freund« gelernt hatte, saß Ildefonso auf seinem Stammplatz, von dem aus er normalerweise nicht auf die Tür schauen konnte. Diesmal hatte er sich jedoch so weit umgedreht, daß er jede eintretende Person sofort sehen konnte. Als ich die Tür öffnete und unsere Blicke sich kreuzten, nahm er augenblicklich seine übliche Körperhaltung ein und beugte sich über ein Blatt Papier auf seinem Tisch, als würde er lesen. Ich wußte, daß er mir etwas zu sagen hatte. Doch er studierte weiterhin das Alphabet und ein paar Worte auf seinem Blatt, bis ich mich zu ihm setzte und ihn ansah. Er erwiderte meinen Blick, sah dann nach links und rechts, um sich zu vergewissern, daß uns niemand beobachtete, und zeigte mir dann seine neue Gebärde: »Liebe-dich«, sagte er, wobei er sanft seinen Oberkörper umarmte und schüchtern zu mir hochsah. Wenn ich mich heute daran zurückerinnere, schäme ich mich meiner Reaktion. Denn ich verbrachte die nächste halbe Stunde damit, ihm den Unterschied zwischen »lieben« und »mögen« zu erklären: »Ildefonso, Susan Freund. Dich-ich-mag.« Erst später wurde mir bewußt, daß ich selten eine so intensive und bewegende Freundschaft erlebt hatte. Heute bedauere ich, daß ich so prüde war. Ildefonso hatte mir seine Gefühle über unsere Freundschaft und ihre Besonderheit offenbart, und ich distanzierte mich wie eine Schulmeisterin, indem ich ihm einen Vortrag über »lieben« und »mögen« hielt. Viele Sprachen kennen diese Unterscheidung nicht einmal.

Vier Monate lang hatten Ildefonso und ich zusammen gearbeitet, Sprache und Sprachlosigkeit beim jeweils anderen erforscht. Es entwickelte sich eine Bindung, ein ganz besonderes Gefühl der Zusammengehörigkeit, wie es etwa entsteht, wenn zwei Menschen dasselbe Trauma miteinander durchleben. Ein gemeinsam erfahrenes Unheil schafft eine einzigartige Vertrautheit, selbst wenn der eine sich bewußt auf das einläßt, was das Schicksal des anderen ist. Der Ertrinkende und der Rettungsschwimmer unterscheiden sich in nichts beim Kampf gegen die Flut: Beide riskieren sie ihr Leben. Dadurch, daß ich mich zu dem Versuch entschlossen hatte, mit Ildefonso zu kommunizieren und mich mit ihm und seiner Welt auseinanderzusetzen, wurden wir einander ebenbürtig. Meine Englisch- und ASL-Kenntnisse halfen mir dabei nichts. Mit der Sprachlosigkeit waren wir gemeinsam konfrontiert.

Wir saßen in derselben Zelle, starrten auf dieselben Gefängnismauern und bereiteten gemeinsam unsere Flucht vor. Sicher, ich hatte die Freiheit, zu gehen und zur Sprache zurückzukehren, doch ein Teil meiner selbst wäre bei meinem Freund im Gefängnis zurückgeblieben. Also entschied ich mich, zusammen mit dem Gefangenen, der mich um die Beendigung seiner Einzelhaft bat, zur Sprache zurückzukehren. Wenn Menschen sich binden, sei es in Freundschaften, in Eltern-Kind- oder in Liebesbeziehungen, dann ist eine Trennung nie möglich ohne Verlust. Das gemeinsame Erleben von Gefängnis, Krieg, Krankheit oder Naturkatastrophen legt unsere grundlegendsten menschlichen Bedürfnisse frei und zwingt uns, einander bedingungslos zu vertrauen und als ebenbürtige Partner zu akzeptieren. Die sich daraus ergebende Verbindung ist, selbst wenn sie zwischen Fremden und nur für kurze Zeit besteht, außerordentlich stark.

In *Prisoner Without a Name, Cell Without a Number* schildert Jacobo Timmerman, wie er Folter und Haft überlebte. Als die unmenschliche – entmenschlichende – Behandlung, die ihm widerfuhr, den Höhepunkt erreichte, verlor er jede Hoffnung, so wie es jedem anderen auch ergehen würde. Da sah er durch ein Guckloch in der Tür seiner Einzelzelle hinaus. Auf der anderen Seite des Gangs, ihm gegenüber, spähte ebenfalls ein Auge durch eine Zellentür und erwiderte seinen Blick. Es war den Gefangenen nicht einmal möglich, Hautfarbe, Alter oder Geschlecht ihres Gegenübers zu erkennen. Doch ohne Namen und Worte bestätigten sie beide einander ihren Wert als Individuen und versicherten sich ihres Menschseins. Jeder wußte, daß der andere sein Leiden verstand. Jedes dieser Augen projizierte Hoffnung und erinnerte den anderen daran, daß wir niemals völlig allein sind.

Wenn Ildefonso und ich angespannt und erschöpft von unseren vergeblichen Mitteilungsversuchen waren, wußten wir doch, daß wir auch die Enttäuschung gemeinsam erlitten. Ildefonsos wacher Blick war mir Ansporn genug, Geste für Geste mit meinen Bemühungen fortzufahren. Und nichts, was ich tat, half ihm mehr beim Erlernen von Sprache als mein Blick, den ich unablässig und stundenlang auf ihn richtete, mit dem ich darauf beharrte, daß es etwas zu verstehen gab.

Doch manchmal fühlte ich mich trotzdem sehr allein. Ildefonso zeigte immer viel mehr Zufriedenheit als ich, wenn er eine einfache Unterhaltung begriffen hatte, der mitunter stundenlange Arbeit vorausgegangen war. In seinen Augen war das hervorragend, denn er dachte, daß das Sprache sei. Ich wußte es besser, aber ich konnte ihm nicht sagen, daß Gedanken sich sehr viel besser und schneller mitteilen ließen. Ildefonso erinnerte mich an ein neugieriges Kleinkind, das sich von einer Schlange angezogen fühlt und sich begeistert neben sie setzt, um den rhythmischen Tanz ihrer Bewegungen zu beobachten. Es weiß nicht, daß eine Schlange eine Gefahr sein kann, daß sein Leben auf dem Spiel steht, wenn es sitzen bleibt. Es muß erst jemand schreien, damit das Baby gerettet wird. Und es war ein Schrei, wenn ich ständig Ildefonsos Aufmerksamkeit forderte. Er mußte sich unbedingt bewegen.

Doch die Vergleiche hinkten. Er war nicht einer Gefahr ausgesetzt, die der eines Ertrinkenden oder eines Babys, das neben einer Schlange saß, glich. Ich war weder sein Rettungsschwimmer noch sein Aufpasser. Und Ildefonso war auch nicht in einer Gefängniszelle eingesperrt. Niemand außer ihm selbst konnte Sprachlosigkeit beschreiben. Solche Bilder waren lediglich Hilfsmittel bei meinem Versuch zu verstehen, was zwischen uns geschah, was zwischen allen Menschen geschieht, denen es gelingt, unter unerträglichen Bedingungen zu überleben. Ich begriff ihn und sein Leben nicht, und ich wußte auch nicht, was genau ich tat, doch die Vorstellung von der Sprachlosigkeit als einem Gefängnis war mir eine Hilfe. Ich wußte, daß ich in seine Zelle eindringen und versuchen mußte, aus seinem Blickwinkel zu sehen, wo sich die Tür zur Welt der Sprache öffnete. Nur so konnte ich ihm die richtige Richtung weisen.

KAPITEL 7

Eines Tages waren unsere üblichen Plätze besetzt, und Ildefonso saß an einem Tisch neben der Tür. Wir wurden ständig abgelenkt durch die plötzliche Helligkeit, die hereindrang, wenn jemand die Tür öffnete, und durch Schüler, die uns beim Vorbeigehen anrempelten. Deshalb konnten wir nicht mit der üblichen Konzentration arbeiten, und unser Dialog ging nur schleppend vorwärts.

Wieder ging die Tür auf, und für einen Augenblick blendete uns das einfallende Sonnenlicht. Doch als die Tür geschlossen wurde, erkannte ich allmählich meinen alten Freund Cal, der mir geraten hatte, als Dolmetscherin zu arbeiten, als ich auf der Suche nach einem Ganztagsjob gewesen war. Jetzt lächelte er mich unter seinem dicken grauen Schnurrbart an und überlegte wohl, was er als nächstes anstellen könnte. Wir umarmten uns herzlich und gaben uns in Gebärden zu verstehen, wie sehr wir uns über dieses unverhoffte Wiedersehen freuten.

Cal hatte einen Kurs über die soziologischen Aspekte der Gehörlosigkeit geleitet, an dem ich teilgenommen hatte, als ich an der staatlichen Hochschule in Northrigde ASL studierte. Das dunkle, italienische Gesicht des Professors zierte ein Schnurrbart, der zu seinen buschigen grauen Augenbrauen und seinem Haar paßte. Ihn umgab eine Aura von knabenhafter Unschuld, solange er einem nicht zublinzelte. In seinem

Zwinkern jedoch offenbarte sich ein unglaublicher Charmeur.
Vor Jahren, als ich mich erstmals mit dem Studium der Gebärdensprache beschäftigte und noch kaum etwas ausdrücken konnte, was über Begrüßung und persönliche Vorstellung hinausging, entzifferte er geduldig meine ungelenken Gebärden, meine fahrigen Fingerbuchstaben und die gewohnheitsmäßigen Mundbewegungen. Monatelang unterhielt er mich und den ganzen Kurs mit seinen Geschichten und Anekdoten über Gehörlose. Vor meinem Umzug nach Los Angeles sah ich ihn dann zuletzt, als er sich in einem Krankenhaus von einem Herzanfall erholte. Als ich ihm schließlich drei Jahre später, und zwar in der Woche, bevor ich Ildefonso kennenlernte, zufällig wieder begegnete, war ich überglücklich, daß er noch am Leben war. Er wiederum freute sich über meine nun deutlichen Gebärden und war erleichtert, daß ich nicht mehr zwanghaft Worte mit den Lippen formte – eine Angewohnheit, die unter Gehörlosen »der Hörenden-Akzent« genannt wird. Er strich sich über das Kinn und die Schnurrbartenden, und seine Augen strahlten, als ich eine sehr spezifische ASL-Redewendung gebrauchte, die nicht mit dem Englischen verwandt war. Dann legte er mir nachdrücklich ans Herz, mich als Dolmetscherin registrieren zu lassen. Ich erklärte ihm, daß ich mir beim Dolmetschen immer wie eine Sprachmaschine vorkam, die zum Dolmetschen eingeschaltet und nach getaner Arbeit wieder abgeschaltet wurde. Nur selten hatte ich die Gehörlosen, für die ich gearbeitet hatte, näher kennengelernt, und ich fühlte mich in der Dolmetscher-Situation oft unwohl. Obwohl für Gebärdensprachdolmetscher ein Berufsethos gilt, das sich am internationalen

lautsprachlichen Simultandolmetschen orientiert, ist Gebärdensprachdolmetschen etwas grundsätzlich anderes als etwa Dolmetschen für die Vereinten Nationen. Ein UN-Dolmetscher ist lediglich ein Medium, ein Kanal zwischen zwei ebenbürtigen Kulturen und zwei Sprachen mit demselben Status. Bedauerlicherweise aber werden Gehörlose und Hörende nicht als gleichgestellt angesehen, und bis in die jüngste Vergangenheit hinein wurde den Gebärdensprachen nicht einmal eine Eigenständigkeit zuerkannt. Gehörlose gelten für gewöhnlich als Hörende ohne funktionierendes Gehör, nicht als Angehörige einer sprachlichen Minderheit. Und so erklärte ich Cal, daß ich lieber Gebärdensprache unterrichten wollte und auf diese und andere Weise hoffte, zu mehr Verständnis für die Gehörlosen beizutragen.

Während ich meinen Monolog hielt, strich Cal sich unablässig übers Kinn. Ich teilte ihm mit, daß mir eine Arbeitsstelle im medizinischen Bereich vorschwebe, und fragte ihn, ob er nicht auch der Meinung sei, daß Gebärdensprecher – Gehörlose wie Hörende – sich in den verschiedensten Bereichen qualifizieren sollten, damit auch Gehörlose einen direkten Zugang zu Dienstleistungen bekamen, anstatt immer von Dolmetschern abhängig zu sein.

»Ja, natürlich. Da hast du vollkommen recht«, erwiderte Cal. »Aber in der Zwischenzeit könntest du dich doch bitte bei der lokalen Stellenvermittlung für Dolmetscher melden. Du könntest Teilzeit-Dolmetschen, während du dich nach einer Ganztagsstelle umsiehst.«

Er blinzelte mich an, und ich sagte natürlich zu. Und jetzt sah er ja mit eigenen Augen, wohin das geführt hatte.

»Cal, ich möchte dir meinen Freund Ildefonso vorstellen.« Ildefonso verschränkte die Arme, sein Blick war ausdruckslos wie die Wand hinter ihm. Ich sah ihm in die Augen und gebärdete: »Mein Freund C.« Cal schüttelte ihm die Hand mit überschwenglicher Herzlichkeit und begrüßte ihn mit: »Guten Morgen, wie geht's?« Schnell erklärte ich Cal, daß Ildefonso rasch aufeinanderfolgende Gebärden nicht verstand und gerade erst angefangen hatte, seine erste Sprache zu erlernen. Sogleich wandte sich Cal wieder Ildefonso zu, beachtete mich nicht mehr und fuhr mit seinen Gebärden fort, als hätte ich nur eine beiläufige Bemerkung über unsere erste Begegnung gemacht. Doch er redete mit Mimik und Gestik und verwendete keine abstrakten Gebärden. Anfangs starrte Ildefonso ihn nur aufmerksam an und verharrte in seiner üblichen steifen und defensiven Haltung. Aber es dauerte keine Minute, bis er anfing, mit eigenen Gesten und gemimtem Ausdruck zu antworten. Mittels Gestik und ständig wechselndem Gesichtsausdruck stellte Cal Ildefonso Fragen über sein Leben, die Schule und seine Zukunftspläne. Seine Fragen gingen im wesentlichen in dieselbe Richtung wie vieles, was auch ich Ildefonso gefragt hatte: War er früher schon einmal in einer Schule gewesen? Wie war er in dieses Land gekommen? Wie bestritt er seinen Lebensunterhalt? Was mich faszinierte – nein, schockierte – war, wie schnell und fließend Cal gestikulierte. Abgesehen von der Mannigfaltigkeit und Fülle seiner Augenbrauen- und Mundbewegungen mimte oder erfand Cal keine einzige Geste, auf die ich nicht selber hätte kommen können, doch mit seinen flinken Händen konnte er alles zehnmal schneller ausdrücken als ich. Er mußte nie innehalten, um zu überlegen.

Innerhalb von fünf Minuten waren mehr Fragen gestellt und beantwortet worden, als Ildefonso und ich an einem ganzen Vormittag schafften. Die Geschwindigkeit und Klarheit, mit der diese beiden Gehörlosen die Welt sahen, Abstraktes veranschaulichten und visuell dachten, waren für mich als Hörende unerreichbar. Meine gestischen und mimischen Ausdrücke waren Übertragungen meines auch auf Höreindrücken basierenden Denkens in eine erst spät erworbene Sprache, die mir noch immer relativ fremd war. Ich hatte eben erst lernen müssen, subtile Bedeutungen mit dem Gesicht auszudrücken anstatt mit stimmlicher Modulation. Cal hatte mit Ildefonso nicht mehr Sprache gemein als ich, aber beide verband dasselbe visuelle Denken – das Sehen der Gehörlosen.
Cal mußte etwas mit Elena besprechen und entschuldigte sich. Ich umarmte ihn zum Abschied, und als ich mich wieder Ildefonso zuwandte, fühlte ich mich unterlegen; mein Hören war etwas Behinderndes.
Um wieviel besser das Auge eines Gehörlosen geschult ist, hatte ich erkannt, als ich zum erstenmal – und mit ungutem Gefühl – in einem Auto saß, das ein Gehörloser lenkte. Ich verbarg meine Überraschung darüber, daß Gehörlose Auto fahren durften, und nahm sein Angebot an, mich nach Hause zu fahren. Nie zuvor hatte ich mir Gedanken darüber gemacht, ob man beim Autofahren das Gehör unbedingt braucht. Mein Freund, der gleichzeitig gebärdete, meine Gebärden beobachtete und den lebhaften Verkehr im Auge behielt, fuhr plötzlich an den Straßenrand und hielt an. »Was ist los?« gebärdete ich. Und dann hörte ich die Sirene. Obwohl unsere visuelle Kommunikation seine Aufmerksamkeit in Anspruch genommen hatte, hatte er das Rotlicht des Krankenwa-

gens gesehen und darauf reagiert, bevor ich oder andere hörende Autofahrer die Sirene wahrgenommen hatten. Gehörlose entwickeln nicht nur visuelle Fähigkeiten und ein visuelles Denken, das die Kapazitäten eines durchschnittlichen Hörenden weit übersteigt – darüber hinaus erschaffen visuell denkende Menschen kollektiv eine erstaunlich vielfältige Kultur des Sehens, was besonders deutlich in ihren gebärdeten Sprachen zum Ausdruck kommt. Wie die meisten Hörenden war ich nie auf den Gedanken gekommen, daß Gehörlose eine einzigartige Kultur hervorbringen. Daß Gehörlosigkeit weitaus mehr bedeutet als die Unfähigkeit zu hören, wurde mir zum erstenmal klar, als ich in meinem ASL-Anfängerkurs Aaron Matthews kennenlernte. Aaron, ein sehr introvertierter Mann mittleren Alters mit leicht gebeugter Haltung, war der einzige Gehörlose im Kurs. Ende Dreißig hatte er sein Gehör verloren und infolgedessen seinen Arbeitsplatz, seine Frau und seine Kinder sowie seine Freunde. Da entschloß er sich, die ASL zu erlernen und ein neues Leben anzufangen. Doch obwohl er jeden Tag zum Unterricht kam und an allen Übungen teilnahm, schien er sich immer irgendwie zu verstecken. Er saß stets in der letzten Reihe in der Ecke und verbarg seine Augen hinter dicken, dunkel getönten Brillengläsern.

Als Aaron gehörlos wurde, lebte er zuerst noch weiterhin in einer Welt der Hörenden; er hatte eine hörende Frau, hörende Kinder und hörende Freunde. Und plötzlich war er ganz allein, hörte und verstand nicht mehr, was Familienmitglieder, Freunde oder andere Menschen zu ihm sagten, was am Telefon gesprochen wurde. Kommunikation war ihm weder mit Gehörlosen möglich noch in der Gemeinschaft der Hörenden, in der er zu

Hause gewesen war. Zwar hätte er darum kämpfen können, in der Welt der Hörenden zu bleiben und sich mit Papier, Stift und Ablesen von den Lippen durchzuschlagen, doch er entschied sich, eine neue Kultur mit einer eigenen Sprache kennenzulernen, an der er voll und ganz teilhaben konnte. Als ich Aaron zum erstenmal sah, wirkte er einsam und alt. Aber nachdem er zu gebärden gelernt hatte und in die Gemeinschaft der Gebärdensprecher integriert war, erschien er viel tatkräftiger und sah um Jahre jünger aus.

Ich hatte in Lou Fants Kurs für visuelle Dichtung gerade meine ersten Freundschaften mit Gehörlosen geschlossen. Manchmal nahm ich meine neuen Freunde mit zu mir nach Hause, und meine Eltern versuchten, sich ohne Gebärden mit ihnen zu unterhalten, wobei ich mit meinen Anfängerkenntnissen in der Gebärdensprache dolmetschte. Nach einem gemeinsamen Abend mit einem gehörlosen Freund begann mein Vater zu erzählen, welche Eindrücke das Kennenlernen dieser Menschen bei ihm hinterlassen hatte. Er hätte nie zuvor gedacht, daß Gehörlosigkeit etwas so Isolierendes sein konnte, insbesondere für jemanden, der von Geburt an gehörlos war. Blind zu sein wäre ihm immer schlimmer erschienen, als gehörlos zu sein, aber an jenem Abend habe er seine Meinung geändert: »Wenn du plötzlich blind werden würdest«, sagte er zu mir, »dann könntest du es mir sagen, ich könnte dich sofort trösten und etwas unternehmen; wir beide könnten uns verbal darüber austauschen, was wir tun und wie wir Probleme angehen und lösen wollen. Die Blindheit wäre kein Hindernis für unsere alltägliche Kommunikation und unsere Beziehung zueinander. Aber stell dir einmal vor, du würdest plötzlich taub. Du würdest zu mir laufen, um es mir zu sagen, ich würde versuchen, dich zu trösten und dir Vorschläge zu machen, was wir tun könnten. Doch von alldem würde nichts oder nur sehr wenig bei dir ankommen. Was uns zu Menschen macht, ist die Fähigkeit zur Kommunikation. Ich wußte nicht, wie ich mich heute abend mit Tom unterhalten sollte, ich konnte nichts zu ihm sagen und begriff nicht, was von ihm kam. Es war beinahe unheimlich.«

Die Gedanken meines Vaters über einen isoliert lebenden Menschen, der keinen Zugang zur Sprache hat, erinnerten mich an das, was Dr. A. R. Lurija, ein sowjetischer Neurologe, schrieb, nachdem er die Krisen eines hirngeschädigten Patienten miterlebt hatte. In seinem Buch *Der Mann, dessen Welt in Scherben ging* kommt er zu dem Schluß: »Abgesehen davon, daß Sprache ein Kommunikationsmittel ist, ist sie grundlegend für [...] das Denken und Verhalten. [...] Er [der Patient] hatte das verloren, was den Menschen auszeichnet – die Fähigkeit, Sprache zu gebrauchen.«

Durch die Beobachtungen meines Vaters und meine Begegnung mit Aaron fing ich an, etwas zu begreifen, was ich künftig häufig bestätigt fand, und zwar sowohl durch die Erzählungen vieler Gehörloser als auch durch die persönlichen Berichte gehörloser Kinder und Erwachsener in *Deaf in America*. Die Autoren dieses Buches, Carol Padden und Tom Humphries, treffen eine deutliche Unterscheidung zwischen audiologischer Gehörlosigkeit und kultureller Gehörlosigkeit. Audiologische Gehörlosigkeit bezeichnet lediglich einen physischen Zustand, nämlich die Unfähigkeit zu hören. Dagegen bezieht sich kulturelle Gehörlosigkeit auf die Sprachgemeinschaft der Gebärdensprecher, die eine eigene Geschichte und Sprache sowie eigene Traditionen haben und sich nicht als »Behinderte« betrachten. Kulturell Gehörlose sind zwar meist auch physisch gehörlos, haben sich aber eine Welt geschaffen, die Hörenden oft nur schwer zugänglich ist.* Die Art und Weise, wie sich Aarons Selbstbild durch das Erlernen der ASL veränderte, war für mich leichter nachvollziehbar, nachdem ich Padden und Humphries' Buch gelesen hatte. Denn es handelt von zahlreichen gehörlosen wie auch hörenden Personen, die inmitten widersprüchlicher und verwirrender Vorstellungen über physische und kulturelle Gehörlosigkeit um Selbstbestimmung und eine eigene Identität kämpfen. So fragt sich etwa ein kulturell gehörloses Kind kulturell gehörloser Eltern, an was für einer schrecklichen Behinderung ein Nachbar wohl leiden mag. Der Junge lernt das Wort »hörend« und muß später zu seiner Überraschung feststellen, daß *er* derjenige ist, den man für behindert hält. Eine andere Geschichte handelt von einem hörenden Jungen in einer kulturell gehörlosen Familie, dem nie bewußt geworden war, daß er hörte; er hatte immer angenommen, genauso wie seine Eltern zu sein.

In San Francisco traf ich neulich eine lebhafte, gutmütige Gehörlose, die mir weitere aufschlußreiche Hinweise gab. Sie hatte bis zum Alter von neunzehn Jahren hören können, war aber inzwischen schon seit Jahrzehn-

* Im geschriebenen Englisch wird diese Unterscheidung üblicherweise dadurch ausgedrückt, daß *deaf* und *deafness* (gehörlos; Gehörlosigkeit) klein geschrieben werden, wenn lediglich die körperliche Gehörlosigkeit gemeint ist, wohingegen *Deaf* und *Deafness* (großgeschrieben) für die kulturelle Gehörlosigkeit, also für die Zugehörigkeit zur Gebärdensprechergemeinschaft, stehen. – Hier werden aber weiterhin die Begriffe »physisch gehörlos« bzw. »kulturell gehörlos« verwendet. (Anm. d. Übers.)

ten Gebärdensprecherin und aktiv in der Gemeinschaft kulturell Gehörloser. Als ich sie jedoch als kulturell gehörlos bezeichnete, widersprach sie und informierte mich, daß ihre kulturell gehörlosen Freunde sie wegen ihres Hörenden-Akzents und ihrer Sichtweise als Hörende neckten. Dabei machten sie die Gebärde für »hörend« nicht wie üblich vor dem Mund, sondern verschoben die Ausführungsstelle der Gebärde an die Stirn. Auf diese Weise gaben sie der Frau humorvoll zu verstehen, daß ihr »hörendes Gehirn« viel offensichtlicher war als die Tatsache, daß sie keine Geräusche hörte. Als die Frau sich bei einer Mittelohroperation eine Cochlea einsetzen ließ, die ihr Hörvermögen wiederherstellen sollte, waren ihre gehörlosen Freunde verblüfft. »Wozu? Wozu?« gebärdeten sie. Für jemanden, der sich mit der Kultur der Gebärdensprechergemeinschaft identifiziert, ist der Wunsch, hören zu können, eine seltsame und absurde Vorstellung.

Bei meiner ersten Begegnung mit kulturell Gehörlosen hätte ich das nie verstanden. Meiner Unwissenheit über die Gehörlosenkultur verdankte ich es, daß ich praktisch keinen einzigen gebärdeten Witz begriff. Die Übersetzung von der ASL ins Englische half mir nichts, denn ich hielt kulturell Gehörlose immer noch für Leute, die nicht hören konnten; die Pointen aber bezogen sich immer auf die kulturellen Unterschiede. Endlich fiel bei mir der Groschen, als jemand einen Witz über die »Mischehe« einer hörenden Frau mit einem kulturell gehörlosen Mann erzählte. Gleichzeitig nahm nämlich niemand Anstoß an einem gemischtrassigen Paar, bei dem beide Partner kulturell gehörlos waren.

Die Sprache, erkannte ich, ist eine Art Mitgliedsausweis für die Zugehörigkeit zu einer bestimmten Gruppe, einem bestimmten Stamm. Diese Gruppe definiert sich wiederum über ihre Sprache, so daß beides nicht voneinander zu trennen ist. Innerhalb der Gruppe werden die Unterschiede zwischen Familien und Untergruppen registriert und betont, beispielsweise körperliche Merkmale, Dialektvarianten und Unterschiede im Wortschatz. Dabei übersehen die Angehörigen der Gruppe jedoch, daß ihre Ähnlichkeiten ihre Unterschiede bei weitem überwiegen, bis sie jemandem begegnen, der nicht zu ihrem Stamm gehört und folglich Untergruppen gar nicht erkennt bzw. unterscheiden kann. Als ich neulich Basel in der deutschsprachigen Schweiz besuchte, kam ein kleiner, älterer Mann mit schnellen Schritten auf mich zustolziert. Erst schenkte ich ihm keine Beachtung, bis ich den Kopf drehte und feststellte, daß er direkt neben mir lief. Mit einem leicht europäischen Akzent fragte er mich auf englisch, wo der Dom sei. Ich sagte ihm, was ich wußte, und er bedankte sich und fragte, ob ich Engländerin sei. Erstaunt entgegnete ich ihm, daß ich Amerikanerin sei. Das sei doch alles ein und dasselbe, erwiderte er mit einer wegwerfenden Handbewegung, als stehle ich ihm nur die Zeit mit meinen Haarspaltereien.

Bei dieser Reise kam ich auch nach Paris, wo ich in einem Hotel abstieg, das mir ein englischer Freund empfohlen hatte. Während meines Aufenthalts dort hörte ich alle möglichen englischen Dialekte. Leute aus allen Teilen Großbritanniens, aus Nordamerika, Australien und Neuseeland kamen zur Rezeption, um sich an- oder abzumelden oder Auskünfte einzuholen. Andere Nationalitäten waren so gut wie nicht vertreten. Hier machte also eine gruppenspezifische Sprache die Runde, die mit geographischen Gegebenheiten nichts zu tun hatte.

Diese beiden Erfahrungen bestätigten mir, was ich schon von Aaron und anderen über die Zusammenhänge zwischen Sprache und dem Platz des einzelnen in der Gruppe gelernt hatte.

Bei Gehörlosen taucht ein weiteres Problem auf, wenn kulturelle Unterschiede oder verschiedene Gruppenzugehörigkeiten innerhalb derselben Familie bestehen. Lehrer, Betreuer, Ärzte und Eltern neigen oft dazu, gehörlose Kinder als Muttersprachler derjenigen Sprache anzusehen, die in ihrer Familie und ihrem Land gesprochen wird. Diese weitverbreitete Grundannahme teilen wir fast alle, ohne uns dessen bewußt zu sein – wir, für die angeborene Gehörlosigkeit unbegreiflich ist. Kann sich denn jemand Gehörlosigkeit wirklich vorstellen? Wir können die Augen schließen und uns in einen Blinden hineinversetzen, doch wir können nicht die Ohren verschließen. Es ist uns nicht möglich, unsere Sprache gänzlich zu verlernen. Sicherlich unterscheidet sich Aarons Leben von dem eines gehörlosen Babys, aber nichtsdestoweniger hat sich durch seine Gehörlosigkeit innerhalb der Familie eine Kluft aufgetan, die so breit war, daß er sich entschied, zu einer anderen Gruppe überzuwechseln.

Im Gegensatz dazu hatte Ildefonso – der Mann ohne Gruppenzugehörigkeit – niemals eine Wahl gehabt. Es gab niemanden, mit dem er Sprache und Kultur teilte.

KAPITEL 8

Wie sich herausstellte, hatte ich mir über Lehrmaterialien und das weitere Unterrichtskonzept für Ildefonso ganz umsonst den Kopf zerbrochen. Voller Heißhunger nach all den Informationen, die er durch Sprache bekommen konnte, verlangte er nun von sich aus nach dem lange ersehnten und entbehrten Wissen. Sein Verstand, der die Erfahrungen und Reize von siebenundzwanzig Jahren verarbeitet hatte, war nicht abgestumpft, sondern hatte seiner Umwelt Sinn zugeordnet, so gut es einem isolierten Intellekt möglich war. Ihm stand das Handwerkszeug eines jeden Wissenschaftlers zur Verfügung: Beobachtung und Folgerung. Und wie ein Wissenschaftler hatte Ildefonso über seine Sinne Informationen gesammelt und einiges verstanden, doch gleichzeitig hatte er wie jener allererste Wissenschaftler keinerlei Vorkenntnisse und keine Informationen und Quellen außerhalb seiner sinnlichen Wahrnehmung. Jetzt verschaffte er sich Zugang zu etwas, was er für sich allein nicht hatte entdecken können. Ich ließ ihn die Führung übernehmen, die Initiative ergreifen und Fragen stellen. Ildefonso war mehr als wißbegierig.

Als er in dem Augenblick, in dem er die Bedeutung des Symbols *cat* verstanden hatte, das Zimmer mit anderen Augen betrachtete, mußte er auch alles neu gesehen haben, was um ihn herum geschehen war. Er war bereit, mit Hilfe der Bedeutungen und Erklärungen, die er in jenem neu entdeckten Wunderwerk, der Sprache, fand, sein Leben neu zu gestalten. Mit dem Erlernen von Sprache konnte er seine Erinnerungen wie ein Videoband zurückspulen und all diese sinnlosen Mundbewegungen, Kritzeleien, maschinengeschriebenen Mitteilungen und Gebärden durch Bedeutung ersetzen. Er stellte Unmengen von Fragen und wollte Tausende verwirrender Ereignisse erklärt bekommen. Also ließ ich ihn selbst den Lehrplan bestimmen.

Wir arbeiteten an dem notwendigen Wortschatz, um die Fragen zu beantworten, die er mimte und ich zu erraten suchte. Manche Gebärden verstand Ildefonso auf Anhieb und nahm sie ohne Probleme in sein Repertoire auf, andere dagegen mußte ich ihm in mehreren, manchmal auch in sehr vielen Lektionen erklären. »Woche«, »Monat« und »Jahr« schien er nach wie vor nicht lernen zu können. Nun konnten wir uns nicht mehr nur auf den elementaren Wortschatz in Form von Wörterlisten beschränken, und so förderte ich den Gebrauch von Sätzen und kombinierten Gebärden. Beispielsweise verwendete ich die neue Gebärde »Gras«, gleich nachdem ich sie eingeführt hatte, in Verbindung mit einem Adjektiv.

»Gras grün«, wiederholte ich.

»Grün?« Sofort fing Ildefonso wieder mit seiner »grün«-Geschichte an, doch diesmal machte er Gebrauch von einigen Gebärden, die mir halfen, die gemimten Teile seiner Erzählung zu interpretieren. »Männer laufen, erschreckt mich, versuche mich zu verstecken, an den Armen gepackt, Männer sehen in Taschen, Freund Taschen hineinsehen Papier.« Er mimte Autofahren, Wandern oder Herumschauen und etwas mit Laufen. Dem Rest konnte ich nicht mehr folgen. Diesmal hatte ich zwar einige Bruchstücke verstanden, aber wir mißverstanden uns nach wie vor. Ildefonso versuchte es noch einmal und mimte zuerst Arbeiten. Es sah aus, als würde er etwas aufheben und in einen Behälter legen. Dann wiederholte er Laufen, Verstecken, »Männer grün« und Taschen, Suchen und »Papier«. Mit dem Zeigefinger beschrieb er ein kleines Rechteck, etwa von der Größe eines Führerscheins, machte dann die »grün«-Gebärde und stellte mimisch Schrecken und Verstecken dar. Grüne Männer, grüne Autos – und die Green Card*! Natürlich! Die Grenzpolizei mit ihren grünen Uniformen, grünen Einsatzfahrzeugen, grünen Wohnwagen und grünen Bussen.

Ildefonso lebte illegal hier. Er war bestimmt ein halbes dutzendmal von der Grenzpolizei aufgegriffen worden. Damals, als Farmarbeiter, wußte er noch nichts von politischen Grenzen, Einwanderung und Gesetzen, und noch immer wußte er nichts außer dem, was er sich selbst zusammengereimt hatte. Er hatte Leute gesehen, die nicht gefangengenommen wurden, weil sie Männern, die grün gekleidet waren und grüne Autos fuhren, ein Stück Papier mit grünen Streifen zeigten. Für Ildefonso konnten die Gebärden und das Symbol »grün« keine allgemeine Bezeichnungen für eine Farbe sein; grüne Männer hatten zuviel Bedeutung in seinem Leben, denn sie besaßen die Macht, ihn dorthin zu bringen, wo es weniger Arbeit und weniger zu essen gab. Ohne die genauen Gründe zu kennen, wußte Ildefonso, daß keine Green Card zu haben Hunger bedeuten konnte.

* Green Card (»Grüne Karte«): die Arbeits- und Aufenthaltsgenehmigung für die USA (Anm. d. Übers.)

Einige Zeit später hielt ich, einem spontanen Einfall folgend, an einem Grenzkontrollpunkt auf dem Highway an. Ich hatte überhaupt keine Ahnung, wie Personen festgenommen, als illegale Einwanderer identifiziert und über die Grenze zurückgebracht wurden. Aber ich war neugierig, ich wollte wissen, welche Interaktionen zwischen Ildefonso und diesen grünen Männern stattgefunden hatten. Wenn es sich dabei um ein gewöhnliches Verhör und eine Verhaftung gehandelt hatte, dann hätte ich mir eine ungefähre Vorstellung davon machen können, was Ildefonso früher mit Menschen erlebt hatte, die mit ihm kommunizieren wollten. Vielleicht bekam ich damit einen weiteren Hinweis darauf, wie er die Welt sah. Ich ging zu dem Wohnwagen, der neben dem Highway stand. Ein blonder, blauäugiger Junge in grüner Uniform, kaum älter als sechzehn Jahre, saß darin, die langen Beine lässig auf den Tisch gelegt. Als er mich bemerkte, richtete er sich ein wenig auf, nahm die Füße aber nicht vom Tisch. Etwas nervös fragte er mich, was er für mich tun könne.
Ich erklärte ihm, daß ich einen Mann ohne Sprache kennengelernt habe, der mir von seinen Erfahrungen mit grünen Männern erzählt hätte. Über diesen Mann schriebe ich, und es würde mir helfen, ihn besser zu verstehen, wenn ich mehr über die Arbeit der Grenzpolizei wüßte.
»Woher wissen Sie, daß dieser Mann überhaupt etwas mit Einwanderungsbeamten zu tun hatte?« fragte der Junge. Ich wiederholte die »grün«-Geschichte, die Ildefonso mir erzählt hatte, und fragte mich dabei, welchen Eindruck dieser hünenhafte Arier wohl auf Ildefonso gemacht hätte.
»Woher wollen Sie wissen, daß dieser Mann illegal hier

lebt?« fragte der Junge hartnäckig weiter. »Ich meine, wir müssen eine Ausbildung machen, um herauszufinden, ob einer illegal eingewandert ist.«

»Nun, ich habe das angenommen, weil aus seiner Erzählung hervorgeht, daß er verhaftet wurde, aber ich weiß nicht genau, was geschehen ist. Deshalb bin ich hier. Vielleicht könnten Sie mir sagen, worin Ihre Arbeit besteht, wie Sie im einzelnen vorgehen, wenn Sie illegale Farmarbeiter finden, verhaften und über die Grenze zurückbringen. Dann könnte ich seine Geschichte besser interpretieren.« Wegen seines mißtrauischen Blicks erklärte ich noch, daß ich an der Grenzpolizei an sich gar nicht interessiert sei, sondern nur etwas über das Leben dieses Mannes erfahren wollte.

»Sie haben gesagt, Sie schreiben ein Buch über diesen Mann, aber wie soll ich wissen, daß Sie nicht von der Presse sind? Ich darf niemandem Auskünfte erteilen, da müssen Sie sich schon an meinen Vorgesetzten wenden. Ich sage Ihnen, wie Sie zur zuständigen Dienststelle kommen.«

Nachdem mich der Vorgesetzte fast eine Stunde lang mit Hilfe eines Lügendetektors ausgefragt hatte, schilderte er mir schließlich die typische Vorgehensweise bei der Ergreifung, Verhaftung und Feststellung der Staatsbürgerschaft einer Person, die im Verdacht steht, sich illegal in den Vereinigten Staaten aufzuhalten. Wenn Ildefonso etwas Ähnliches durchgemacht hatte, dann mußte ein grün gekleideter Beamter ihn mehrmals in einem Einzelverhör vernommen und dann einen Dolmetscher hinzugezogen haben. Nach dem Gesetz konnte niemand ausgewiesen werden, wenn die Beweise sich lediglich auf Aussagen anderer Personen stützten. Also hätte Ildefonso die Fragen persönlich beantworten müssen.

»Wenn das nicht möglich ist, was ist dann der nächste Schritt?« erkundigte ich mich.

»Zuerst einmal vergewissern wir uns, daß die Person tatsächlich gehörlos ist oder uns nicht verstehen kann. Wir haben auch schon erlebt, daß Leute Gehörlosigkeit vortäuschen. Einmal habe ich einen Gehörlosen zur Riverside-Gehörlosenschule gebracht, um dort jemanden zu suchen, der dolmetschen konnte. Es stellte sich heraus, daß er sprach- und gehörlos war und meine Fragen überhaupt nicht verstand. In Zusammenarbeit mit den mexikanischen Behörden fanden wir dann einen Verwandten, der ihn identifizierte. Tatsächlich haben wir dauernd mit Personen ohne Sprache zu tun, und wir müssen diesseits wie jenseits der Grenze Anzeigen aufgeben, bis sich ein Freund oder ein Verwandter bei uns meldet.«

»Finden Sie denn viele Menschen ohne Sprache?« fragte ich erstaunt.

»Ja, Babys. Wir finden oft Babys, die von ihren Eltern getrennt sind«, bemerkte er beiläufig und fuhr dann fort, daß erst, nachdem ein Verwandter ausfindig gemacht wurde, der Auskunft über die Staatsbürgerschaft geben konnte, das Kind oder der Behinderte aus der Haft entlassen wurde, was unter Umständen Wochen dauerte. Ildefonso mußte ein ziemlich verworrenes Leben hinter sich haben.

Aber Ildefonso hatte mir niemals zu verstehen gegeben, daß er seine Verhaftungen und Abschiebungen oder die Lebenssituation seiner vom Hunger bedrohten Familie möglicherweise für ungerecht hielt. Anscheinend nahm er an, daß ein System, ein Plan oder sonst irgendein Grund dahinterstand und er nur nicht imstande war, es zu entschlüsseln, wie er ja vieles nicht begriff. Er glaubte wohl, das Leben sei nur deshalb so verwirrend, weil er die Regeln nicht kannte. Und deshalb wollte er alles wissen, denn nur so, dachte er, konnte er seine Lebenssituation verbessern. Wenn er erst genug darüber wußte, wie man die Begegnung mit den grünen Männern vermied, konnte er arbeiten, Geld verdienen und seinen Lebensunterhalt bestreiten.

Diese eine Gebärde und ihre Assoziationen war für ihn so bedeutsam, so sehr Teil seines Lebens geworden, daß er gar nicht verstehen konnte, warum ich seine »grün«-Geschichte und sein »grün«-Problem nicht verstand und stur darauf beharrte, daß Grün nur eine Farbe wie alle anderen sei. Das mußte ihn verblüffen. Manchmal funktionierte es doch so gut mit diesen neuen Symbolen. Wenn er zum Beispiel »Schule« gebärdete, konnte er damit das ganze Klassenzimmer, das Schulgelände, die Schüler und Lehrer und alles, was er lernte, auf magische Weise heraufbeschwören. Aber warum ließ sich mit »grün« nicht ebensoviel vermitteln? Plötzlich erinnerte ich mich, wie mein Neffe sprechen gelernt hatte. Er versuchte, ein ganzes Ereignis mit einem einzigen Wort mitzuteilen. Und manchmal funktionierte es auch: Mit einem Eigennamen oder dem Hindeuten auf ein Auto konnte er manchmal schildern, was er tags zuvor erlebt hatte. Selbst bei einem sprechenden Erwachsenen kann ein einzelnes Wort eine ganze Flut von Assoziationen und Geschichten ins Gedächtnis rufen, beispielsweise wenn sein Geburtsort erwähnt wird. Jeder von uns kennt Worte, die die Macht haben, uns in eine andere Zeit und an einen anderen Ort zu versetzen.

Ildefonso hatte gehofft, alle Wörter könnten so mächtig sein, daß sie nicht nur die jeweilige Sache bezeichneten, sondern auch alles, was damit zusammenhing. Zwischen einem Namen und einem beschreibenden Wort bestand für ihn kaum ein Unterschied: »Grün« war sowohl die Eigenschaft, grün zu sein, wie auch alles, was er in Verbindung mit »grün« erlebt hatte. Waren denn grüne Männer und grüne Erfahrungen nicht schon in dem Symbol »grün« an sich enthalten? Ildefonso mochte meine Gebärden wiederholen und zeigen, daß er die Bedeutung einigermaßen verstanden hatte, aber was spielte sich dabei in seinem Kopf ab? Vielleicht interpretierte er mein »Buch/Heft grün« als Heft plus der Eigenschaft grün und darüber hinaus als die Bedeutsamkeit grüner Erfahrungen. Möglicherweise war dies also ein Buch über »grüne« Ereignisse. Doch mit all meinen Spekulationen kam ich nicht näher an Ildefonsos Denken heran.

Ich brachte ihm das Wort und die Gebärde »Farbe« bei, und in den darauffolgenden Tagen befaßten wir uns mit den Farben aller Gegenstände. Routinemäßig fragte ich ihn nach den Farben der verschiedenen Dinge in unserer Umgebung, und er antwortete mit seinen ersten Zwei-Gebärden-Sätzen. Nach drei oder vier Tagen hatte er verstanden, was »Farbe« bedeutete. Zum erstenmal gebärdete er »Farbe« und legte dann seine Hand neben meine. Abwechselnd zeigte er auf seine und auf meine Hand und gestikulierte dazu »Was soll das?« in Verbindung mit »Farbe«.
Ich starrte ratlos in sein erwartungsvolles Gesicht. Er konnte ja nicht wissen, daß zur Beantwortung seiner Frage lange und ausführliche Erklärungen notwendig waren. Wie sollte ich ihm Ethnie und Rassismus mimisch und mit dem Wortschatz eines Zweijährigen

verständlich machen? Ildefonso wiederholte die Frage, indem er auf einen schwarzen Schüler deutete und abermals »Farbe« gebärdete.
Wie sollte ich anfangen? Wenn ich es mit Geographie versuchte, mußte er zuerst lernen, was eine Landkarte ist. Seine dreidimensionale Welt war noch nie in zwei Dimensionen dargestellt worden. Mit einem tiefen Seufzer griff ich nach einem Stift und einem Blatt Papier und fing an. Ich zeichnete den Tisch, Ildefonso, Susan und das Zimmer. »Zimmer«, erklärte ich. Dabei machte ich die Gebärde erst sehr groß, dann kleiner und kleiner, bis sie der Größe des Zimmers auf dem Blatt entsprach. Auf ein anderes Blatt malte ich die Schule. »Schule, Cafeteria, Zimmer, Gras«, gebärdete ich dazu. In der darauffolgenden Zeichnung stellte ich die Schule noch kleiner dar und trug zusätzlich die Bushaltestelle und die Straßen und Kreuzungen in der näheren Umgebung ein. Die nächste Karte enthielt weitere Orientierungspunkte, das Stadtzentrum und einige Hügel. Dann zeichnete ich Hügel, rechts davon Bauernhöfe und links das Meer. Außerdem versuchte ich das, was für die jeweilige Gegend typisch war, bildlich darzustellen. Zwei Tage lang zeichnete ich eine Karte nach der anderen, und der Maßstab wurde immer größer, bis ich schließlich Mexiko mit einbeziehen konnte.
Da ich vermutete, daß Ildefonso mindestens einmal aus Kalifornien ausgewiesen worden war, beschrieb ich Tijuana, die von Menschen wimmelnde Stadt, in der er von den grünen Männern aufgegriffen worden war. Ildefonso erfuhr von Grenzen, die der Mensch, nicht die Natur gezogen hatte. Nicht nur Ozeane und Gebirge trennten die Völker. Er lernte, daß es ein Land der Hellhäutigen und ein Land der Dunkelhäutigen gibt, politi-

sche Einheiten, die man die Vereinigten Staaten von Amerika und die Bundesrepublik Mexiko nennt.
Schließlich kannte Ildefonso genug Einzelheiten und fand sich soweit auf großräumigen Darstellungen zurecht, daß wir eine richtige Landkarte von Nordamerika studieren konnten. Mit Hilfe von Fotos von Kalifornien und Mexiko lernte Ildefonso Geographie. Als ich ihn bat, mir zu beschreiben, was er auf den Farmen gemacht hatte, verstand er zum erstenmal auf Anhieb eine Frage; er nahm an, daß ich etwas über sein vieles Herumreisen erfahren wollte. Aus seinen mimisch dargestellten Farmarbeiten konnte ich Rückschlüsse auf die jeweiligen Früchte ziehen und wo er überall gewesen sein mußte: Äpfelpflücken – Washington; Kartoffeln – Idaho; Trauben, Tomaten und Baumwolle – Kalifornien. Ich zeigte Ildefonso Fotos von den jeweiligen Pflanzen und wo sie vorkamen. Er war fasziniert und merkte sich alles ebenso schnell, wie ich es ihm vermitteln konnte.
Eine Woche lang zeichneten und betrachteten wir Landkarten, und dann war Ildefonso soweit, daß wir uns über den amerikanischen Kontinent hinauswagen konnten. Ich zeigte ihm riesige Landkarten, die ich an der Zimmerdecke befestigte. Ausgehend von der inzwischen bekannten amerikanischen Westküste, übten wir seine neu gelernten Begriffe ein: Meer, Berg, Fluß, Stadt, Land, Vereinigte Staaten, Kalifornien, Mexiko, Los Angeles. Wie gebannt starrte Ildefonso auf die Karte und wiederholte alles mit fragendem Gesichtsausdruck: »Kalifornien? Mexiko-Stadt?«
»Ja«, erwiderte ich. Jetzt konnte ich endlich anfangen, die Frage zu beantworten, die er mir vor über einer Woche gestellt hatte. Ich legte meine Hand neben die

seine. »Indianer«, gebärdete ich und deutete auf ihn, dann machte ich die Gebärde für »weiß« und zeigte auf mich. »Vor langer, langer Zeit«, betonte ich, indem ich die einzige Zeitgebärde, die Ildefonso verstand, besonders groß und langsam darstellte, »Weiße hier (ich deutete auf Europa); vor langer Zeit Indianer hier«, wobei ich mit der ausgestreckten Hand über ganz Amerika strich. Ich zeigte auf einen Schwarzen im Zimmer und deutete dann auf Afrika: »Vor langer Zeit, Schwarze hier.« Entsprechend deutete ich auf einen Schüler asiatischer Abstammung und dann auf China. Ildefonsos Blick wanderte von Europa nach Nordamerika, dann fragte er mit verwirrtem Gesichtsausdruck: »Weiß?« Was für eine ungeheuerliche Frage!
Während meine rechte Hand wie eine Kralle über Europa lag, gebärdete ich mit der linken »weiß«. Langsam nahm ich die Hand weg, wobei ich die Krallenstellung beibehielt, als hielte ich eine große Menschenmenge darin fest. Diese Menge ließ ich den Atlantik überqueren und in Neuengland landen. Mit der Linken fuhr ich über den ganzen amerikanischen Kontinent und machte mit der Rechten die Gebärde für »Indianer«. Ich stellte mimisch Kämpfe zwischen Weißen und Indianern dar, und die flache Hand bildete eine Mauer, die sich langsam über Nordamerika bewegte und die Indianer nach Süden abdrängte. »Jetzt Vereinigte Staaten – Weiße, Mexiko – Indianer«, resümierte ich, wobei ich Ungenauigkeiten in Kauf nehmen mußte. Ich konnte die Sachlage nicht in aller Ausführlichkeit schildern, und trotz grober Vereinfachungen enthielt meine Darstellung immer noch eine Menge Details, von denen Ildefonso viele noch nicht verstehen konnte. Aber es war ein erster Schritt zur Beantwortung seiner Frage.

Ildefonso starrte mich aus riesigen Augen an. Er wollte die Geschichte mehrmals wiederholt haben. Also erklärte ich noch einmal, daß vor langer Zeit Indianer den amerikanischen Kontinent bevölkert hatten und dort keine Weißen gewesen waren. Ildefonsos Hand fuhr über Nord- und Südamerika. »Indianer?« fragte er und deutete auf seine Hand.

»Ja«, antwortete ich, »vor langer Zeit.« Er wandte sich wieder der Landkarte zu, und seine Gesichtsmuskeln waren angespannt, als er die seltsamen neuen Formen studierte. Still und bewegungslos stand er nur da und starrte immerzu auf die Karte.

Monate später erzählte mir Ildefonso, daß er in seiner Freizeit gerne Leute beobachtete. Er suchte dazu belebte Plätze auf, wo er sich an einer zentral gelegenen Stelle in der Nähe eines Brunnens oder Denkmals hinsetzte und die Vorübergehenden beobachtete – wie sie gekleidet waren, wie sie gingen, redeten, sich berührten. Er sah Menschen kichern, spielen, sich küssen und miteinander raufen: menschliche Verhaltensweisen und Ausdrucksformen, an denen er nicht teilhaben konnte. Seine erste Geschichtsstunde und all unsere anderen Dialoge öffneten ihm ein Stück weit die Augen für das, was ihm an den beobachteten menschlichen Interaktionen so geheimnisvoll erschienen war. Ich wünschte, seine ersten Lektionen hätten die Ideale der altgriechischen Demokratie behandelt, die friedliebenden Hopi-Indianer oder die größten Erfindungen und Entdeckungen der Menschheit, nicht grüne Männer und die traurige Bedeutsamkeit, die die Hautfarbe für einen Menschen hat.

KAPITEL 9

Ildefonsos nur aus einer Gebärde bestehende Fragen gaben mir einen leisen Hinweis auf die Fähigkeiten eines menschlichen Gehirns, das immer nur in Isolation tätig gewesen war. Ich wußte, daß es mir nie gelingen würde, mir das wirklich vorzustellen, und ich wünschte nur, er würde schneller sprechen lernen, damit ich mehr über sein einzigartiges Denken und seine Eindrücke von der Welt erfahren konnte.

Ich versuchte auch weiterhin mir vorzustellen, wie sein Denken ohne Sprache hatte funktionieren können und was dieses Alleinsein tatsächlich bedeutete. Je mehr ich mich seiner Welt würde annähern können, desto leichter würde es für mich sein, ihm auch die meine näherzubringen. Wo, so fragte ich mich, konnte ich Hilfe finden? Es mußte doch irgend jemanden geben, der ebenfalls eine solche Einsamkeit hatte erdulden müssen! Als ich darüber nachdachte, fiel mir die Geschichte von Ishi ein, dem letzten »wilden« Indianer in Nordamerika. Nachdem sein ganzer Stamm, die Yahi, umgekommen war, lebte Ishi, der einzige Mensch, der noch Yahi sprach, zwei oder drei Jahre lang völlig allein. Von Verzweiflung, Hunger und Einsamkeit getrieben, verließ er dann im August 1911 sein Stammesgebiet und zog zum Gelände eines Schlachthauses in Oroville, Kalifornien. Wie Ildefonso zog er es vor, lieber unbekanntes Terrain zu erforschen, als für immer allein zu bleiben.

Theodora Kroeber, die Frau des bekannten Anthropologen, schloß Freundschaft mit Ishi, kümmerte sich um ihn und schrieb auch seine Biographie. Darin heißt es, das Wesen des Menschen sei von Natur aus »sozial, auf Austausch gerichtet und allgemein«; Babys, »die nie menschliche Sprache hören oder einen normalen Ausdruck und Austausch von Gefühlen erfahren«, würden entweder frühzeitig sterben oder so grundlegend menschliche Fähigkeiten wie zum Beispiel Sprache nicht erlernen. »Auch Erwachsenen tut Einsamkeit nicht gut«, fügte sie hinzu. Ohne Zweifel waren Isolation und Einsamkeit weder für Ishi noch für Ildefonso etwas Gutes, aber hatte nicht letzterer ohne Sprache und andere normale Mittel des Ausdrucks durchaus menschliche Züge entwickelt?

In *Der Mann, dessen Welt in Scherben fiel* schreibt Lurija, daß »der Gebrauch von Sprache [...] etwas eindeutig Menschliches [ist]«. Ebensogut könnte man sagen: Wenn Sprache eine so notwendig menschliche Eigenschaft ist, dann kann man sich Sprache als Definition des Menschseins denken. Ich kann mir kein menschliches Leben ohne Sprache vorstellen, und deshalb kann ich mir auch kein Menschsein ohne Sprache vorstellen. Und doch hatte ich vom ersten Tag an, da ich Ildefonso begegnete, keinerlei Zweifel an seinem Menschsein. Wenngleich seine Versuche, sich mitzuteilen, mich an die nachahmende Gestik eines Schimpansen erinnerten, und obwohl er wirklich nicht viel mehr ausdrücken konnte als ein Hund oder eine Katze, war mir klar, daß ihm sowohl die Intelligenz als auch die Persönlichkeit eines Menschen zu eigen war, und daß er sich seines Menschseins bewußt war. Ich kann Ishi besser verstehen als Ildefonso, aber mein fehlendes Verständnis kann Ildefonsos Menschsein nicht schmälern.

Manche mögen Ishi primitiv oder barbarisch finden, aber nur ein hoffnungslos engstirniger Mensch würde ihn wohl als nicht menschlich einstufen. Andererseits sind Individuen ohne Sprache tatsächlich häufig als nicht zur menschlichen Spezies gehörend betrachtet worden. Und die Griechen des Altertums nannten alle Nichtgriechen Barbaren, weil fremde Wörter für sie klangen wie sinnlose Aneinanderreihungen von Silben (vgl. deutsch »Gebrabbel« oder »blabla reden«). Allerdings erkannten sie, daß Barbaren nicht nur ebenfalls Menschen waren, sondern sogar zivilisiert und »kultiviert« werden konnten, indem man sie Griechisch lehrte. Sie drückten das aus durch den Satz *hellenísthenai ten glosan*, was wörtlich übersetzt heißt: »durch die griechische Sprache hellenisiert werden«. In der Antike war also bereits bekannt, was Ildefonso mich lehrte: Durch die Sprache wird nicht der Mensch als solcher bestimmt, sondern seine Stammeszugehörigkeit.

Als ich Ishis und Ildefonsos geistig-intellektuelle Fähigkeiten miteinander verglich, stellte ich fest, daß die Ähnlichkeiten zwischen ihnen eher ihre menschliche Natur offenbarten, während die Unterschiede mehr die Bedeutung von Sprache und die Zugehörigkeit zu einem Stamm aufzeigten. Beide lebten allein, außerhalb der Gesellschaft, und konnten so betrachtet als »Wilde« abgestempelt werden. Beide fühlten das sehr menschliche Bedürfnis nach Zugehörigkeit, nach Bindungen zu anderen menschlichen Wesen, und beide lernten sie eine neue, geheimnisvolle Welt kennen, weil sie nach menschlichen Kontakten suchten. Im Fall von Ishi geschah das sogar unter Einsatz seines Lebens: »In jenen ersten Tagen erwartete er, getötet zu werden. Er wußte von den Weißen nur, daß sie sein ganzes Volk umgebracht hatten. Der Gedanke erschossen, erhängt oder vergiftet zu werden, sobald er sich in ihre Hände begab, war für ihn für also ganz natürlich«, schreibt Kroeber. Während seiner ersten Tage bei den Weißen aß, trank und schlief Ishi nicht.

Ishi und Ildefonso waren aber nicht lediglich Fremde, die in eine für sie neue Zivilisation eindrangen. Sie glichen eher noch zwei Außerirdischen, die die Erfahrung machen mußten, daß es nun einmal nicht möglich war, von einer Zeit in eine andere zu reisen. In Science-fiction-Romanen springen Figuren bekanntlich oft in andere Jahrhunderte oder gar Jahrtausende. Hier jedoch handelte es um zwei leibhaftige Menschen, die beide in diesem Jahrhundert, aber durch sehr verschiedenartige Umstände, aus einem anderen Zeitalter in unsere moderne Welt eintraten. Ishi kam aus einer uralten Kultur, aus der längst vergessenen Ära der Jäger und Sammler; Ildefonso aus einer Welt ähnlich der des vorsprachlichen Höhlenmenschen. Kroeber schreibt über Ishis »Reise«: »[Er] kam vom Steinzeitalter direkt in die Welt der Technik – in eine Welt der Uhren, der Stunden und Kalender, des Geldes und der Lohnarbeit; in eine Welt der Verwaltung und der Autorität, der Zeitungen und der Geschäfte.« Diese Beschreibung hat auch für Ildefonso Gültigkeit, denn obwohl er den modernen Alltag miterlebt hatte, war es für ihn unmöglich gewesen zu verstehen, was er sah.

Im Gegensatz zu Ildefonso, der keine Ahnung hatte, wie er das, was er sah, interpretieren sollte, verstand Ishi sehr wohl, was Begriffe wie Kultur, soziale Strukturen und Beziehungssysteme bedeuteten. So fremd die moderne Zivilisation auch für ihn war, wußte er doch, daß es darin einen erklärbaren Sinn und eine verständliche Ordnung geben mußte. Ishis Sprache und Kultur gehörten zwar zu einer Welt der Stammesgesellschaften, aber er war Teil einer Gemeinschaft gewesen. Und obgleich er Jahre keinen Kontakt zu anderen Menschen hatte, stand ihm doch in gewissem Sinne Geist und Denken seines Volkes als Werkzeug und Hilfe zur Verfügung. Er hatte die Erinnerung an alle Menschen, mit denen er sein Leben geteilt hatte, in seinem Gedächtnis gespeichert. Sein Denken und seine Wahrnehmung profitierten von ihren Worten, ihrem Wissen und ihren Ratschlägen. Sprache verleiht gewissermaßen Unsterblichkeit. Sogar nach seiner Auslöschung war Ishis Volk ihm weiterhin eine Hilfe, die es ihm ermöglichte, zu überlegen und dem Leben einen Sinn zu geben. Im Unterschied zu Ildefonso verfügte er über ein System von Überzeugungen, Begriffen und Annahmen, mit Hilfe dessen er die neuen Informationen aus der fremdartigen Welt der Weißen verarbeiten konnte. Er konnte Analogien und Vergleiche bilden und sich dabei der Symbole und Vorstellungen bedienen, die seine Sprache ihm zur Verfügung gestellt hatte.

Ishi besaß das, was Lurija als »inneres Leben« bezeichnet. »Ungeachtet dessen, wie primitiv oder verkürzt eine Sprache auch sein mag«, schreibt er, »sie ist von zentraler Bedeutung für Wahrnehmung und Erkenntnis. Mit ihr bezeichnen wir Zahlen, führen wir mathematische Berechnungen aus, kalkulieren und analysieren wir unsere Wahrnehmungen, unterscheiden Wesentliches von Unwesentlichem und bilden Kategorien für unsere verschiedenen Eindrücke. Sprache ist nicht nur ein Mittel zur Kommunikation, sie ist auch wesentlich für Wahrnehmung und Gedächtnis, Denken und Verhalten. Sie gestaltet unser inneres Leben.« Ildefonso hatte zwar ebenfalls eine Art inneres Leben geführt, doch ohne Sprache und Rückmeldung von anderen, ohne die Gedanken und Ideen seiner Mitmenschen hatte es sich nicht voll entfalten können. Ishi, der allein gelassene, letzte Sprecher einer ausgestorbenen Sprache, war mit anderen Menschen noch immer auf eine Art und Weise verbunden, wie es der sprachlose Ildefonso niemals hatte sein können. Dieser konnte nur auf seine ganz eigene, individuelle Art und Weise Bezüge zur Natur, zu Freunden und zu seiner Familie herstellen; die meisten Gruppenkontakte und funktionalen Beziehungen jedoch, vor allem jene, die speziell der modernen, mobilen und technologischen Gesellschaft und der Politik eigen sind, konnte er nicht verstehen.

In mancher Hinsicht bleibt ein Mensch ohne Sprache sehr ursprünglich. Ildefonso fehlten die zur Abstrahierung nötigen Werkzeuge und Symbole; er hatte keine andere Wahl, als sich mit konkreten Objekten zu befassen. Seine Fähigkeit, Abstraktes mit in sein Denken einzubeziehen, war begrenzt auf Funktionalität, Sachlichkeit und Zweck. Ishi und andere Angehörige sogenannter Stammesgesellschaften verfügten zwar durchaus über die Fähigkeit, abstrakt zu denken, aber sie zogen in der Regel Anschaulichkeit vor. Ich fragte mich, ob Ildefonso so bleiben würde wie Ishi, wenn er erst die Gebärdensprache beherrschte, oder ob sein Interesse an abstrakten Dingen wachsen würde. Mit Sicherheit würde er leichter ein Opfer des Konformitätsdrucks werden, denn er war allein, während Ishi Überzeugungen und Gewohnheiten eigen waren, die über Jahrhunderte von vielen Menschen geteilt worden waren. Ishi war auf sein Anderssein stolz gewesen und hatte seinem Volk und dessen Sitten die Treue bewahrt.

Sogar die Tatsache, daß Ildefonso keinen Namen gehabt hatte, erinnerte mehr an Ishi und Traditionen der Namengebung in alten Kulturen – auch solchen in Kalifornien – als an die Moderne. Kroeber erklärt:

> China behielt bis ins zwanzigste Jahrhundert ein System der Indentifizierung bei, welches älter und weiter verbreitet ist als das unsrige, nämlich das der Clanzugehörigkeit: Ein Mensch wird in den Clan des Vaters hineingeboren. Diesem gehört er sein ganzes Leben lang an. Eine Heirat innerhalb des Clans unterliegt einem strikten Tabu, egal, wie groß und weit verstreut dieser auch sein mag. Früher oder später gibt ein Familienangehöriger dem Kind einen Eigennamen oder einen Spitznamen – vielleicht auch mehrere. So war es auch bei den Yana Brauch.
> Der Fremde [...] vor dem Schlachthaus war namenlos.
> Der Wilde [...] sagte, er sei so lange Zeit alleine gewesen, daß er niemanden gehabt habe, der ihm einen Namen gegeben hätte – das ist natürlich eine höfliche Umschreibung. Denn ein kalifornischer Indianer spricht praktisch nie seinen eigenen Namen aus, und wenn, dann höchstens im Beisein von Menschen, die ihn sowieso schon kennen; er würde ihn unter keinen Umständen als Antwort auf eine direkte Frage preisgeben.

Er wurde als Ishi bekannt, was auf Yana einfach Mann bedeutet. Seinen eigentlichen Namen nannte er nie.
Meine Zufriedenheit, als ich Ildefonsos Namen hörte, und meine Annahme, jeder Mensch habe oder brau-

che einen Eigennamen, gründeten in einer gar nicht so alten westlichen Tradition. Die heutzutage nur noch im amerikanischen Kongreß übliche Praxis, Kollegen nicht beim Namen zu nennen, sondern zum Bespiel mit »der Herr aus New Hampshire« oder »mein Freund aus Georgia« zu bezeichnen, war einmal weit verbreitet.

Natürlich gab es zwischen Ishis und Ildefonsos Namenlosigkeit einen Unterschied, aber durch Ishis Art und Weise zu denken kam ich darauf, daß Ildefonsos Fähigkeit, eine Person zu beschreiben anstatt sie namentlich zu nennen, in manchen Kulturen vielleicht ganz natürlich sein mag. Die Kommunikation zwischen Stämmen kam Ildefonsos Mimik und Gestik möglicherweise ziemlich nahe.

Namen ganz allgemein, nicht nur Eigennamen, sind vielleicht eine relativ späte Erfindung der gesprochenen Sprache – falls sich Sprache überhaupt in Phasen entwickelt hat. Ich könnte mir gut vorstellen, daß unsere Vorfahren ein riesiges, wildes Tier mit dicker Mähne und gefährlichen Stoßzähnen mimten, bevor sie den zeitsparenden stimmlichen Ausdruck oder ein entsprechendes Zeichen für »Mammut« entdeckten.

Aber Namen und Sprache gestalten nicht nur unser inneres Leben. Bis zu einem gewissen Grad beeinflußt und bestimmt Sprache auch unsere Wahrnehmung und unser Verständnis der Welt. Ursache für Ishis Verwirrung angesichts der modernen Welt war nicht nur seine Unkenntnis, sondern auch ein Welt-Bild, das sich von unserem grundlegend unterschied, und eine völlig andere Sicht der Dinge. Aber wenigstens war sein Bild vollständig. Ildefonso hingegen hätte sich keine einheitliche Weltsicht schaffen oder auch nur vorstellen können. E. F. Schumacher schreibt in *Die Rückkehr zum menschlichen Maß*;

> Am Anfang ist die Sprache. Jedes Wort ist eine Idee. Ist die Sprache, die während unserer dunklen Frühzeit [Kindheit] in uns einsickert, Englisch, so stattet sie unseren Geist aus mit einem Ideengebäude, das sich grundlegend unterscheidet von jenem, welches die chinesische, russische oder deutsche Sprache oder sogar das amerikanische Englisch zur Verfügung stellt.

Es kann sein, daß wir nichts wissen von den Ansichten und Vorstellungen der Chinesen oder der Yahi, aber wir wissen, daß sie ein von ihrer jeweiligen Sprache vorgegebenes Ideengebäude besitzen. Als Ildefonso und ich uns kennenlernten, wußte er nichts davon, daß man Ideen teilen kann. Er konnte seine Gedanken nicht zum Ausdruck bringen, und er konnte auch nicht zuhören – das heißt im Ausdruck seines Gegenübers keine Bedeutung erkennen. Im Gegensatz dazu verstand Ishi zwar keine der Sprachen, in denen man ihn anredete, aber natürlich wußte er, was Gespräche und Fragen waren. »Ishi hörte geduldig, aber ohne Verständnis zu«, schreibt Kroeber über die ersten Begegnungen ihres Schützlings mit anderen Menschen in Oroville. Einige Zeit später las ein Anthropologe ihm eine Liste mit Wörtern aus dem Nördlichen und Südlichen Yana vor in der Hoffnung, daß er etwas verstehen würde, falls er ein Südlicher Yana sei. Ishi hörte aufmerksam zu, obwohl das erste Wort, das er verstehen konnte, erst ziemlich am Ende der Liste auftauchte. Doch er wußte, daß ein Austausch von Gedanken möglich war, und wartete prak-

tisch nur darauf, daß der Schlüssel dazu gefunden wurde. Ildefonso dagegen hatte einen derartigen Austausch nie erlebt. Er führte etwas vor, imitierte und versuchte, meine Erwartungen irgendwie zu erraten, aber er hatte nicht die geringste Ahnung, daß Zuhören etwas sehr Wertvolles sein kann.
Sein lediglich nachahmendes, spiegelbildliches Verhalten war von allen Hindernissen in der Kommunikation das frustrierendste, und es verleitete mich oft, voreilig mit einem »nein, schau her« herauszuplatzen. Im nächsten Augenblick bedauerte ich es dann. Ich wollte unbedingt einen Dialog beginnen und konnte nicht begreifen, wie unmöglich Ildefonso das erscheinen mußte.
Auch nachdem er sich Ansätze von Sprache erworben hatte, war er noch immer allein, in sich selbst gefangen. Von seinen Mitmenschen weiterhin getrennt, beobachtete er ihre Interaktionen, ohne sich einzubringen. Er brachte zwar den Wunsch dazuzugehören zum Ausdruck, gleichzeitig aber auch seine Furcht vor einer Zurückweisung. Ich fragte mich, was für ein Selbstverständnis er hatte und ob die Grenze zwischen eigenem Selbst und anderen Menschen ohne das Mittel der Sprache schwerer zu überwinden ist. Selbst nachdem er gelernt hatte, was Kommunikation bedeutete, konnte er den Inhalt der Kommunikation ja nicht verstehen. Ich ermutigte ihn, Mitschüler zu grüßen, und brachte ihm ein paar Konventionen im Umgang mit anderen bei – »Wie geht's?« und »Danke, gut« –, aber er war zu schüchtern, sie zu benutzen. Von meiner Person abgesehen, versuchte er mit niemandem in Kontakt zu treten; die einzige Ausnahme war Cal, der aber selbst die Initiative ergriffen hatte.
Immer wieder mimte er einen schnellen und flüssig

agierenden Gebärdensprecher, drehte sich dann um die eigene Achse zum Zeichen dafür, daß er jetzt eine andere Person darstellte, und mimte dann einen unbeholfenen, langsamen Gebärdensprecher. Dabei ließ er das Kinn nach unten fallen, schaute dumm, legte die Zunge schlaff zwischen die Zähne und zeigte dann auf sich. Zum Schluß des Ganzen bedeutete er mir: »Verlegen, ich«, wobei er ein neues Zeichen aus einer der letzten Unterrichtsstunden verwendete. Ich zeigte ihm meine Mißbilligung seines »dummen« Gesichts, indem ich die Stirn runzelte und den Kopf schüttelte. Hauptsächlich mimisch erklärte ich ihm den Unterschied zwischen Unwissenheit und Dummheit, eine Lektion, die sich monatelang wiederholen sollte. Ich sagte ihm, daß es durchaus Leute gebe, die gern mit ihm kommunizieren und auch akzeptieren würden, daß er ein Anfänger sei und eben noch viel lernen müsse. Aber soweit war er noch nicht; er wollte mit mir zuerst noch mehr üben und lernen.
Ildefonso nahm an keiner sozialen Interaktion teil, doch von Gesprächen war er fasziniert, er studierte unablässig Gebärdensprecher. Und er fing an, sich jeden Tag ein oder zwei Gebärden zu merken, und kam damit zu mir, um sie sich erklären zu lassen. Manchmal erriet er eine Gebärde, und dann überraschte er mich, indem er sie in unsere Konversation mittels Mimik und Gebärden mit einflocht. Eines Morgens brachte er zum Beispiel ganz nebenbei das Zeichen für »Schule« in unser hauptsächlich gemimtes Gespräch ein. Er hatte es zufällig gesehen und seine Bedeutung richtig erraten. Dann wieder waren Tage oder gar Wochen und viele Unterrichtsstunden vonnöten, um Hintergrundinformationen und zusätzlichen Wortschatz zu erarbeiten, bevor er eine ein-

zige Gebärde oder einen Satz verstehen konnte. Einmal kam er an mit dem Zeichen für »monatlich« und wollte es erklärt haben. Diese Fragen mußten wir aufschieben. Er verstand zu diesem Zeitpunkt noch nicht einmal, daß wir die Zeit messen, und er konnte auch meine erste Lektion über die Uhr nicht begreifen. Dinge, die in irgendeiner Weise mit Politik, Sozialem oder Wissenschaft zu tun hatten, konnte er nicht verstehen; dazu war seine Sprache zu elementar, und überdies wußte er so gut wie nichts über die Welt.

Oft ließen wir die Pausen zwischen den Unterrichtsstunden zugunsten unserer Dialoge, unseres »Lernens über die Welt des anderen«, einfach ausfallen. Und häufig gingen wir zusammen zum Mittagessen, manchmal begleiteten uns dabei noch andere Gebärdensprecher. Wenn wir aber mittags wirklich alleine sein wollten, verließen wir das Schulgelände und gingen zu einem Burrito-Stand in der Nähe essen, wo wir uns ungestört auch über heikle oder besonders »sensible« Themen auseinandersetzen konnten. Außerhalb des beengenden Klassenzimmers konnten wir ungezwungener miteinander umgehen; wir hatten dann weniger ein Lehrer-Schüler-Verhältnis, sondern fühlten uns mehr als Freunde. Zudem erwiesen sich praktische Dinge wie etwa das Bestellen eines Essens als gute Vokabellektionen. Ich fragte ihn zum Beispiel gestisch-mimisch, ob er seinen Burrito mit Hähnchen, Rindfleisch oder Bohnen haben wollte, und sobald er mich verstand, wiederholte ich dieselbe Frage in Gebärdensprache.

Erst drei Wochen waren vergangen, seit Ildefonso zum erstenmal einen echten Bezug zu Sprache erfahren hatte. Als ich eines Mittags zwei Burritos mit Hähnchen bestellte und bezahlen wollte, drückte er meine Hand

nach unten, und dann sagte er seinen ersten vollständigen Satz mit mehr als drei Zeichen in ASL: »Nein, Burrito kaufe ich.«
»Nein«, erwiderte ich, »(das ist schon) in Ordnung, Burrito kaufe ich.« Mit Mimik und Gebärden erklärte ich ihm, daß ich arbeitete und Geld verdiente, während er zur Schule gehen müsse, also könne ich die Burritos bezahlen.
Er mimte »Rasen mähen« und »Geld dafür bekommen« und wiederholte: »Burrito kaufe ich.«
»Steck dein Geld ein für später«, sagte ich mimisch und mit Gebärden, aber ich bemerkte, daß er »später« nicht verstand. Also bedeutete ich ihm noch einmal: »Burrito kaufe ich.«
»Nein!« schnippte er mit den Fingern. »Gott! Freund, Burrito kaufe ich.«
Hatte ich richtig gesehen? Hatte er soeben nicht nur seinen bislang kompliziertesten Satz ohne Mimik, nur in Gebärdensprache, ausgedrückt, sondern auch »Gott« gesagt? Wo hatte er dieses Zeichen aufgeschnappt, und wie kam er auf den unglaublichen Gedanken, es in diesem Kontext sinnvoll zu gebrauchen? Ildefonso hatte wirklich »Gott« und »Freund« verknüpft und über »Burrito kaufen« gesetzt. Sein Zorn hatte religiöse Gründe; zumindest wies er mich gehörig für meine oberflächliche, materialistische Einstellung zurecht. Wer mehr Geld hatte, war schließlich eine unwesentliche Frage. Einen Burrito zu kaufen war nur bedeutungsvoll als ein Akt der Freundschaft.
Später fragte er mich, was die Gebärde für »Gott« genau bedeutete. Er hatte richtig erraten, daß es für unsichtbare Größe stand; für etwas, was sich von greifbaren, stofflichen Dingen unterschied und bedeutender als

diese war. Aber ich konnte ihm nicht mehr dazu sagen, weil sein Sprachschatz einfach noch zu gering war, um Unterschiede zwischen Religion und Physik oder individuellen Überzeugungen und allgemeinen Annahmen mit ihm zu diskutieren.

Ohne Sprache und gegenseitigen Austausch konnte dieser lediglich für sich existierende, isolierte Verstand nur zwei getrennte Bereiche erfinden/sich vorstellen/realisieren/wahrnehmen – welches Verb ist das richtige? Obwohl er keinerlei Bildung genossen hatte, brachte er ein Thema zum Ausdruck, das für jede Religion wie auch für die Literatur aller Zeiten und Kulturen grundlegend ist.

Was geht in unseren Köpfen vor, bevor die Sprache den kollektiven menschlichen Geist mit unseren individuellen Gedanken vereint? Inwieweit war der Gegensatz zu Ildefonsos von unserer so verschiedenen Welt vergleichbar mit dem Unterschied, den die alten Griechen zwischen *zoa* (physischem Leben) und *psyche* (geistig-spirituellem Leben) trafen, mit der Doppelbedeutung des Begriffs Zion bei den Hebräern oder Jesu Gleichnis vom irdischen und himmlischen Königreich?

Konnte die Bedeutung, die er dem Zeichen »Gott« zuschrieb, wirklich ein eigenständiger, unabhängiger Gedanke sein? Ich begann allmählich zu verstehen, daß bei allem, was Ildefonso zum Ausdruck brachte, in gewisser Weise eine Antwort auf eine dieser beiden Fragen enthalten war: Was kann ein individueller Verstand leisten? Und: Wieviel Kultur oder wieviel abstraktes Denken kann ohne Sprache mitgeteilt werden? Was hatten seine Eltern oder sein Priester ihm – nur mit Hilfe von Bildern und Mimik – beibringen können? Wieviel Enkulturation beruht auf Sprache, wieviel ist davon

unabhängig? Jeder Mensch lernt Dinge wie Augenkontakt, soziale Distanz und viele andere spezifische Verhaltensregeln unbewußt durch Beobachtung. Natürlich hatte auch Ildefonso diese Regeln gelernt. Aber was hatte er sonst noch erlernen können ohne Symbole?
Die Antworten auf all diese Fragen waren in seinem Kopf. Alles, was er nicht selbst erdacht oder erfunden hatte, war ohne sprachliche Kommunikation, nur durch Beobachtung dorthin gelangt. Wenn er sich nicht selbst ein höheres oder immaterielles Wesen mit dem Namen »Gott« ausgedacht hatte, hatte er sich diese Vorstellung dann in katholischen Kirchen in Mexiko angeeignet? Er mußte gesehen haben, wie Menschen niederknieten und vor Bildern oder dergleichen beteten. In Mexiko hatte er sicher oft beobachtet, wie Leute sich bekreuzigten und zum Himmel aufblickten; vielleicht hatte er das zu Hause sogar regelmäßig erlebt. Wie speicherte sein Verstand all die Millionen unzusammenhängender Informationsteilchen, und welche Vorstellungen hatte er vom Sichtbaren und vom Unsichtbaren? Wie konnte sich eine religiöse Vorstellung für ihn von den meisten seiner anderen Überzeugungen unterscheiden? Für Ildefonso kontrollierten doch mysteriöse Kräfte die ganze Welt. Waren die Vorgänge in einer Kirche für ihn tatsächlich seltsamer als etwa die Interaktionen in einer Bank? Was dachte er sich, wenn er Hochzeiten, Beerdigungen oder den »Tag der Toten« in Südmexiko beobachtete, ein jährlich wiederkehrendes Ereignis, an dem sich die Menschen als Skelette und andere Darstellungen des Todes verkleiden?
Ildefonsos erster Satz machte mich neugieriger auf sein sprachloses Leben als sein bisheriges Stummsein.
Er kaufte den Burrito.

KAPITEL 10

Eines Morgens, bei einer Übung der Präpositionszeichen »auf«, »in« und »unter«, unterbrach mich Ildefonso. Er gebärdete und gestikulierte, wischte dann alles mit fahrigen Handbewegungen wieder weg und runzelte die Stirn. Dann deutete er auf ein Stück Papier, legte es vor sich hin, nahm einen Stift zur Hand und schaute mich erwartungsvoll an. Er wollte neue Wörter ausprobieren. Wieder entstand eine Liste, die natürlich mit *cat* (Katze) begann, und dann zeigte ich ihm die Wörter für die Gebärden, die wir soeben durchgenommen hatten. »Auf« und »in« waren kurz und leicht, aber trotzdem machte Ildefonso dabei Fehler. Ich glaubte, das Problem sei, daß er einfach zuwenig Übung im Schreiben habe.

Am nächsten Tag begriff er ein einfaches Wort nicht, das ich mit den Fingern buchstabierte. Als er es wiederholte, machte er statt des Buchstaben »e« ein »o«. Ich zeigte ihm, was er falsch gemacht hatte, aber danach verwechselte er die beiden Vokale erneut. Ich fragte ihn nach der neuen Wörterliste, die er zum Üben mit nach Hause genommen hatte, und sah mir die Fehler darin an. Er machte durchweg keine klare Unterscheidung zwischen den Buchstaben a, o und e. Zunächst dachte ich an eine Leseschwäche, doch dann erinnerte ich mich an andere Fehler, die er beim Buchstabieren mit den Fingern wiederholt gemacht hatte und die nichts mit seiner Verwechslung der Vokale zu tun hatten. So hatte ich zum

Beispiel bemerkt, daß Ildefonso oft I und Y oder G und H verwechselte (diese Buchstabenpaare werden mit sehr ähnlichen Fingerzeichen dargestellt). Und da ich selbst sehr kurzsichtig bin, kam mir der Gedanke, Ildefonso könnte ebenfalls sehbehindert sein.
Elena arrangierte einen Besuch beim Augenarzt, und mein Verdacht bestätigte sich, doch erwies sich die Diagnose als wertlos. Ildefonso hatte nämlich nur sehr wenig Geld, und da er ein illegaler Einwanderer war, konnte er keine sozialen Leistungen in Anspruch nehmen. Er konnte also offensichtlich trotz seiner schlechten Augen einige Zeichen lernen, aber mit Sicherheit verlangsamte dieser Umstand den Lernprozeß erheblich. Ich fand heraus, daß eine Brille für ihn 24 Dollar kosten würde. Aber wir konnten zusammen nicht mehr als sechs oder sieben Dollar aufbringen.
24 Dollar – das war wahrhaftig kein großer Betrag, aber John und ich hatten Schulden. Bisher hatte ich die Suche nach einem Ganztagsjob aufschieben können, um Ildefonso zu unterrichten, aber jetzt war Johns Studiendarlehen ausgelaufen. In dieser Nacht mußte ich unablässig an eine Brille für Ildefonso denken. Was konnten wir verkaufen? Ich schaute mich in unserer Wohnung mit den ohnehin nicht mehr als drei Möbelstücken um – und die hatten wir auch schon gebraucht gekauft. Wir besaßen nichts von Wert. Ich überlegte kurz, ob ich von Tür zu Tür gehen sollte, um Nachbarn die Situation zu erklären und eine kleine Spende zu erbitten. Doch dann kam ich zu dem Schluß, daß mir diese Geschichte ja doch niemand glauben würde, und selbst wenn – wer scherte sich schon um einen Illegalen, der auch noch sprachlos, taub und stumm war? Es blieb mir nichts anderes übrig, als mit einem zusätzlichen

Hindernis und gesunkener Arbeitsmoral weiterzumachen.
Ildefonsos Sehschwierigkeiten mußten ihm das Leben und vor allem seine Verständnisprobleme noch zusätzlich erschwert haben. Ich bewunderte ihn jetzt fast noch mehr für all das, was er trotzdem hatte lernen und erreichen können. Das immer schneller herannahende Ende unseres Unterrichts machte mir allmählich mehr und mehr Sorgen. Ich konnte die Suche nach einem Ganztagsjob einfach nicht mehr länger hinausschieben. Es schmerzte mich, daß ich nicht in der Lage war, Ildefonso eine Brille zu kaufen, aber noch schlimmer war es zu wissen, daß unsere gemeinsame Zeit in wenigen Wochen abgelaufen sein würde.

KAPITEL 11

Während mir schmerzlich bewußt war, wie schnell die Zeit verging, zeigte Ildefonso diesbezüglich keinerlei Unruhe – ganz als ob unsere morgendlichen Gespräche auf ewig weitergehen würden. Er hatte keinen Begriff von Zeit, wie er uns geläufig ist.

Das erste Mal waren wir auf das Thema »Zeit« in der zweiten Woche unserer gemeinsamen Arbeit gekommen – der ersten Woche, in der Ildefonso überhaupt Sprache erlernte. Sein Wortschatz bestand mit Ausnahme von *cat* (Katze) nur aus Bezeichnungen für Dinge, die im Raum zu sehen waren: Stuhl, Tisch, Buch, Tür und Uhr. Ohne näher darüber nachzudenken, hatte ich ihm »Uhr« (das englische »timepiece« bedeutet wörtlich: »Zeitstück«) zusammen mit den Namen für Möbelstücke und andere Dinge im Klassenzimmer beigebracht. In dieser Woche, in der Ildefonso die ersten Bezeichnungen lernte, war ich von allem noch zu sehr überwältigt, um mir Gedanken darüber zu machen, was ihm am meisten fremd sein mußte. Für mich waren Uhren ein absolut selbstverständlicher Teil meines Alltags, etwas, was mir ebenso faßlich schien wie Stühle oder Türen.

Eines Morgens sah Ildefonso, wie Elena auf die Uhr zeigte, während sie mit einem Schüler schimpfte, der jeden Tag zu spät kam. Er deutete selbst darauf, zuckte die Achseln, hob die Hände mit den Handflächen nach oben und wollte wissen, warum gerade dieses »Möbel-

stück« eine so starke Beachtung fand. Doch er kannte zu diesem Zeitpunkt weder die Zahl Zehn, noch konnte er mit Zeitbegriffen wie Minute, Stunde oder Jahr etwas anfangen. Wie also sollte ich ihm die Zeit erklären? Ich saß da und starrte ihn an, und er starrte zurück und wartete auf seine Uhren-Lektion.
In diesen Sekunden völliger Hilflosigkeit wurde mir klar, daß der Begriff »Zeit« etwas vollkommen Abstraktes ist. Philosophen, Physiker und Dichter beschäftigen sich oft genug ein Leben lang damit. Unsere Einteilung der Zeit ist fast völlig willkürlich, und das, was davon auf Vernunft begründet ist, wird von kaum jemandem, mich eingeschlossen, wirklich verstanden. Wie also sollte ich einem Menschen etwas über das Phänomen »Zeit« beibringen, der keine Sprache und keinerlei Ahnung hatte, daß sich die Erde um die Sonne dreht?
Ich beschloß, wieder mit Tag und Nacht anzufangen, für den Tag typische Tätigkeiten zu wiederholen oder neu zu schildern und am Ende »Nacht« und »schlafen« zu demonstrieren. Mein dreijähriger Neffe fiel mir ein, wie er zu begreifen versuchte, was *morgen* bedeutete. Als wir es ihm erklärten, blickte er angestrengt ins Leere, und man konnte geradezu hören, wie sein Gehirn arbeitete, um diesen neuen Gedanken aufzunehmen. Die einzige Möglichkeit, sich eine Vorstellung von Zeit zu machen, war für ihn, das Aufwachen am Morgen mit der Wiederkehr von Tageslicht und Sonne zu verbinden: ein neuer Tag. Es fällt allen Kindern schwer, Zeiteinteilungen zu lernen, eben weil sie etwas Künstliches sind. Mit derselben Erklärung, die schließlich meinen Neffen weitergebracht hatte, versuchte ich nun mein Glück bei Ildefonso. Und wie so oft, mußte seine unmittelbare Frage zurückgestellt und erst eine ganze Reihe anderer

Lektionen eingeschoben werden, bis er sich genügend Hintergrundwissen und einen ausreichenden Wortschatz angeeignet hatte, um Sinn und Bedeutung von »Uhr« verstehen zu können.
»Zeit«, gebärdete ich; dieses Zeichen ist in der ASL gleichzeitig der erste Teil der Gebärde für »Uhr«. Ildefonso wartete auf eine Bedeutung – und ich wartete darauf, daß er verstand.
»Sonne«, sagte ich dann in der Gebärdensprache und beschrieb einen gelben Ball am Himmel. Verwirrt suchte er nach etwas Rundem an der Zimmerdecke. Ich nahm ihn also mit hinaus und deutete nach oben: »Sonne«. Dann wiederholte ich meine vorherige Beschreibung von Tag und Nacht und fügte ein paar neue Zeichen hinzu, die Ildefonso mittlerweile kannte. Doch er wartete noch immer geduldig mit verschränkten Armen auf etwas, was er verstehen konnte.
Ich versuchte es noch einmal, mimte »aufwachen« und »essen«, »arbeiten« und »aufhören zu arbeiten, um zu essen«. Als nächstes stellte ich die untergehende Sonne dar und tat so, als würde ich mich fertigmachen, um zu essen und anschließend zu Bett zu gehen. Zum Glück beziehen sich die Zeichen für »Morgen«, »Mittag«, »Nachmittag« und »Abend« auf die Vorstellung der wechselnden Position der Sonne – ein Arm wird zum Horizont, und eine Hand wird zur Sonne, die in ihrer Bewegung verschiedene Positionen über dem Horizont einnimmt. Aber leider half auch das nicht weiter. Ildefonsos Gesicht und Arme blieben schweigsam.
Ich erinnerte mich an meine frühere erfolglose Lektion mit den beiden Spalten, eine für Handlungen, die andere für Namen und Bezeichnungen. Ildefonso kannte keine unserer sprachlichen Kategorien, weder Teile der ge-

sprochenen Sprache noch Zeiteinteilungen. Sein Unvermögen, Lektionen über Verben und Substantive oder das Phänomen »Zeit« zu begreifen, war nicht nur auf Unwissenheit begründet, sondern auf eine völlig von der unseren abweichende Sicht der Realität. Mir kam der Gedanke, daß seine Weltsicht eigentlich genau die gleiche Berechtigung haben konnte wie die meine. Benjamin Whorf, einer der ersten modernen Linguisten, vertrat die Meinung, Sprache erschaffe Illusionen und falsche Kategorien – wie etwa meine Vorstellung von »Tätigkeitswörtern«. Er zeigte auf, daß »die Sprachstruktur des Englischen einen Satz wie ›Ich halte es‹ genauso behandelt wie ›Ich schlage es‹, ›Ich zerreiße es‹. [...] Tatsächlich bezeichnet ›halten‹ jedoch keine Tätigkeit, sondern einen Zustand relativer Positionen.« Meine Aufteilung in Substantive, also »Haupt«-Wörter, und Verben – »Tätigkeits«-Wörter – war folglich gar nicht so logisch oder offensichtlich, wie ich gedacht hatte. Und jetzt beschlichen mich erst recht Zweifel, ob ich über »Zeit« etwas Vernünftiges unterrichten können würde.

Ildefonso war wie der hypothetische Mensch, auf den Whorf in seinem Buch *Sprache, Denken, Wirklichkeit* Bezug nimmt:

> Überlegen wir einmal, wie die Welt einem Menschen erscheint, der zwar in Dingen des alltäglichen Lebens sehr erfahren und weise sein mag, der aber nie etwas von dem gehört hat, was die Naturwissenschaften über den Kosmos entdeckten. Für ihn ist die Erde flach; Sonne und Mond sind relativ kleine leuchtende Objekte, die täglich über einen östlichen Rand heraufkommen, hoch durch die

Luft wandern, unter einen westlichen Rand versinken und offenbar die Nacht irgendwo unter der Erde verbringen. Der Himmel ist eine umgestülpte Schale aus irgendeinem blauen Material. Die Sterne sind winzige und ziemlich nahe Objekte. Sie sind vielleicht lebendig, denn sie »kommen« abends aus dem Himmel »heraus« wie Kaninchen oder Klapperschlangen aus ihren Erdhöhlen, und wenn der Morgen dämmert, schlüpfen sie zurück. »Sonnen-System« hat keine Bedeutung für ihn. Der Begriff eines »Gravitationsgesetzes« ist für ihn unverständlich, ja unsinnig. Für ihn fallen die Körper nicht aufgrund eines Gravitationsgesetzes, sondern nur, »weil nichts da ist, was sie hochhält« – das heißt, weil er sich nicht vorstellen kann, sie könnten irgend etwas anderes tun. Raum ohne ein »Oben« und »Unten« oder selbst ohne »Osten« und »Westen« kann er sich nicht denken. Für ihn zirkuliert das Blut nicht. Auch pumpt das Herz nicht Blut, sondern es ist ein Ort, an dem Liebe, Güte und Gedanken weilen. Abkühlung ist nicht ein Abfluß von Wärme, sondern eine Zunahme von »Kälte«. Blätter sind nicht deshalb grün, weil sie die chemische Substanz Chlorophyll, sondern weil sie »Grünheit« enthalten. Es dürfte wohl unmöglich sein, ihm diese Überzeugungen mit Gründen auszureden.*

Whorf hat natürlich nie daran gedacht, daß seine Beschreibung auf eine wirkliche Person zutreffen könnte.

* Zitiert nach der deutschen Ausgabe, erschienen im Rowohlt Taschenbuch Verlag, herausgegeben und übersetzt von Peter Krausser, 1963 Reinbek bei Hamburg, S. 51.

Das Problem bei Ildefonso war nicht, daß er das Kommen und Gehen von Licht und Dunkel oder das Aufwachen am Morgen nicht verstehen konnte; er konnte einfach nicht einsehen, warum er sich damit befassen sollte. Trotz meines Zweifelns und Rätselratens fuhr ich mit den Lektionen über die Zeit fort. Ildefonso lernte die Gebärden für »guten Morgen« und »Mittagessen«, arbeitete an Übungen zur Uhr und konnte bald einige Zeiten mit bestimmten Tätigkeiten verbinden. Doch als ich von den Tageszeiten – Morgen, Mittag und Nacht – zum Tag als einem Ganzen, einer Einheit, übergehen wollte, verlor er jegliches Interesse. Der Gedanke, Zeit zu zählen wie etwa Steine oder Zeichenstifte, schien ihm irgendwie unangenehm zu sein. Bei anderen Themen zeigte er wesentlich mehr Interesse und Neugier. Seine Fähigkeit, sich mitzuteilen, verbesserte sich zwar allmählich in dem Maße, wie er die gebräuchlichsten Gebärden für Vergangenheit, Gegenwart und Zukunft akzeptierte; aber ihm das Zählen von Tagen beizubringen gab ich auf.

Eine Woche, nachdem ich mit den Zeit-Lektionen aufgehört hatte, kam ich darauf, daß Ildefonso Mitte Dezember Geburtstag hatte. In weniger als einem Monat würde er also 28 Jahre alt werden. Alle seine bisherigen Geburtstage waren unbemerkt an ihm vorübergegangen, aber dieser, so hoffte ich, würde bemerkt, gezählt und gefeiert werden. Geburts- und Feiertage hatten ohne die Kenntnis zeitlicher Zyklen, wie zum Beispiel des Jahresablaufs, keine Bedeutung für ihn gehabt, und ohne dieses Wissen würden sie für ihn auch nie eine haben; dieses Mal ignorierte ich seinen Wunsch, zu einem anderen Thema überzugehen, und bestand darauf, ihn weiter über die Zeit zu unterrichten.

Ich versuchte es zunächst mit jahreszeitlichen Wechseln und Veränderungen, bis mir einfiel, daß dieses Erklärungsmuster bei einem Menschen, der im Süden Mexikos aufgewachsen war, nicht recht greifen konnte. Sicher hatte er Trocken- und Regenzeiten wie auch extrem heiße und kühlere Jahreszeiten erlebt, aber er mußte nicht unbedingt bemerkt haben, daß diese zyklisch aufeinanderfolgten. Zudem sind diese Wechsel dort auch nicht so drastisch und plötzlich wie in Neuengland oder im Mittleren Westen. Ich mimte Farmarbeiten und das Einbringen verschiedener Früchte, zuletzt das Ernten der Äpfel im Herbst. Das Ganze begleitete ich mit gemimten Bemerkungen über Veränderungen des Wetters und das Länger- und Kürzerwerden der Tage. Ich beschrieb abgeerntete Felder, das Säen und Bewässern dieser Felder und ihr neuerliches Erwachen zum Leben, wenn sie wieder grün wurden. Ildefonso verfolgte alles aufmerksam, aber er fand nicht heraus, worauf ich mit diesen Beschreibungen bekannter Szenen hinauswollte. Also wiederholte ich den Zyklus von Säen, Reifen und Ernten noch einmal, wobei ich dieses Mal nach jeder der verschiedenen Tätigkeiten – respektive Jahreszeiten – einen deutlichen Trennstrich setzte und sie gleichsam wie in Schachteln verpackt von links nach rechts nebeneinanderreihte. Zum Schluß tat ich so, als wollte ich die vier Schachteln zusammen aufheben, und umfaßte sie mit beiden Händen. »Jahr eines«, sagte ich in der Gebärdensprache, fügte sogleich das nächste Set von »Schachteln« hinzu und bedeutete ihm »Jahre zwei«, dann »Jahre drei«.
Ildefonso betrachtete mich mit leerem Blick. Er erinnerte mich an den Narren in Shakespeares Stück *Was ihr wollt*, der, nachdem er sein Leben erzählt hat, singt:

»Mit hey, ho, und Regen und Wind/Denn der Regen regnet jeden Tag.«* Es geschah nun einmal immer und immer wieder, aber ansonsten war es nicht erwähnenswert. Ildefonso konnte anerkennen, daß es wichtig war, Regen und Wind wahrzunehmen, doch es schien ihm müßig, sich zu fragen, *wann* sie kamen.
Wieder einmal versuchte ich es mit meinem schon zur Routine gewordenen Possenspiel der Kinder – Klein Susan und Klein Ildefonso –, das immer auf sein »dumm ich« folgte. Mit Hilfe der Gebärde für »Vergangenheit« ging ich immer weiter in der Zeit zurück, bis Susan und Ildefonso Babys waren. Von diesem Punkt ging ich noch einmal weiter zurück, so daß ich schließlich bei den schwangeren Müttern ankam. Dann kehrte ich mit der Gebärde für »Zukunft« die zeitliche Bewegung wieder um, ließ die Bäuche der Mütter größer und größer werden und schließlich ihre Kinder zur Welt kommen. Hier hielt ich an, zeigte auf die Uhr und einen Kalender und bedeutete ihm: »Alter null.« Dann ließ ich, wieder in Verbindung mit der Gebärde für »Zukunft«, die Zeit weiterschreiten und die Babys wachsen bis »Alter – Jahr eines«. Die Babys kamen ins Krabbelalter: »Alter – Jahre zwei.« So machte ich immer weiter, bis die Kinder erwachsen waren, und bei »Alter – Jahre zwanzig« unterbrach ich, zeigte auf mich und sagte in der Gebärdensprache: »Alter – Jahre vierundzwanzig; Ildefonso, Alter du – siebenundzwanzig.« Dann ließ ich die Zeit wieder weitergehen, so daß Susan und Ildefonso älter und älter wurden; am Ende ließ ich sie beide müde und gebeugt aussehen und deutete Falten im Gesicht an. »Alter –

* Übersetzung von Michael Wachsmann/Münchner Kammerspiele

Jahre fünfzig; Jahre sechzig; Jahre siebzig; Jahre achtzig«, gebärdete ich dazu.
Ildefonso schaute interessiert. Er verstand zwar immer noch nicht, was »Jahr« oder »Alter« bedeuteten, aber ich glaube, er begriff, daß man das Erwachsen- und Älterwerden eines Menschen auf eine gewisse Art und Weise einteilen beziehungsweise messen konnte.
Ich kam auf den Gedanken, daß Übungen mit Messen oder Maßnehmen sein Verständnis weiterbringen könnten. Also ließen wir für ein paar Tage vom Thema »Zeit« ab und arbeiteten statt dessen mit Lineal und Maßband. Wir maßen alles, was wir finden konnten, einschließlich unserer Körpergrößen. Das gefiel Ildefonso, weil er es mit seinen immer noch beliebtesten Übungen, nämlich Addition und Subtraktion, kombinieren konnte. Mit dem Lineal konnte er auch Entsprechungen üben, wie zum Beispiel zehn Zentimeter sind gleich einem Dezimeter. Ich hoffte, das würde ihm bei den viel komplizierteren Zeitentsprechungen – sieben Tage sind eine Woche, vier Wochen ein Monat und so weiter – helfen.
Als wir die Zeit-Lektionen wiederaufnahmen, konzentrierten wir uns zunächst auf »morgen« und »gestern«. Ich versuchte es mit Tätigkeiten und Gesprächen, die jeweils am Tag zuvor stattgefunden hatten. So fragte ich etwa, was er »gestern« zu Mittag gegessen oder ob er die »gestern« gelernten neuen Gebärden geübt habe. Jede Lektion beendete ich mit »wir sehen uns morgen wieder«. Und das funktionierte endlich. In wenigen Tagen hatte er sich »gestern« und »morgen« angeeignet – seine erste Bezugnahme zu Tagen als zeitlichen Einheiten.
Die Namen der Wochentage folgten, eine Lektion, die noch vor drei Wochen vollkommen gescheitert war. Er konnte sich zwar alle Namen merken, machte aber noch

Fehler. Und die Wochenenden verwirrten ihn immer. Ich nehme an, er kam ein- oder zweimal am Samstag oder Sonntag zur Schule. Aber allmählich akzeptierte er, daß die beiden Tage Pause immer zwischen Freitag und Montag lagen.
Daß die Woche sieben Tage hat, schien für Ildefonso eine unbrauchbare Tatsache zu sein, um so mehr, als er noch darum kämpfen mußte, die Bezeichnungen der Wochentage zu meistern. Indem ich »Woche-letzte« und »Woche-nächste« ebenso gebrauchte wie »gestern« und »morgen«, begann er langsam, die Vorstellung von »Woche« zu akzeptieren. Ich glaube jedoch nicht, daß er sich darunter wirklich eine Einheit von sieben Tagen vorstellte, denn er gebrauchte den Begriff fast als Synonym auch für Freitag und Montag – mit anderen Worten für das, was vor und nach dem Wochenende kam.
Für »Monat« wollte er sich dann überhaupt nicht interessieren; langsam verlor er die Geduld mit mir. Ich wiederholte die Geschichte mit den Babys, die zu Erwachsenen wurden, und fügte die Frage an: Wie kann man von einem Jahr bis zu zwanzig Jahren hochzählen? Mit dem Kalender demonstrierte ich ihm, wie ein Jahr sich aus Tagen, Wochen und Monaten zusammensetzte. Dann ließ ich die Babys noch einmal wachsen und zählte dabei Tage, Wochen und Jahre. Daraufhin nahm sein Interesse wieder zu, aber noch immer schien ihm ein Kalender nicht halb soviel zu bedeuten wie Meter und Zentimeter.
Kurz nachdem er mit dem Kalender bekannt geworden war, feierte jemand in der Klasse Geburtstag. Ildefonso hatte sicher schon viele derartige Festlichkeiten gesehen, aber natürlich hatte er sich nie einen Reim darauf machen können. Ich erklärte ihm, daß Tag, Monat und

Jahr bei einer Geburt registriert werden und dieser Tag jedes Jahr im Leben einer Person gefeiert wird. Das sei eben der »Geburtstag« dieses Menschen. Das verstand er, und nun endlich konnte er auch akzeptieren, daß man Zeit zählt – zumindest um Geburtstagsfeiern veranstalten zu können.

Wir begannen, die Tage bis zu seinem Geburtstag zu zählen. Je näher er rückte, desto aufgeregter schien Ildefonso zu werden. Aber zwei Tage, bevor es soweit war, blickte er plötzlich sehr besorgt drein und fragte, ob denn die anderen Bescheid wüßten. Er befürchtete, es würde keine Feier für ihn geben! Ich versicherte ihm, daß alle in der Klasse seinen Geburtstag kannten und keiner ihn vergessen würde.

Als der Tag des Festes endlich da war, kam Ildefonso ins Klassenzimmer mit der Erwartung, einen großen, farbenprächtigen Empfang zu bekommen. Doch alles sah aus wie gewöhnlich. Er sagte nichts, aber seine Augen suchten immer wieder den Raum ab. Mittags, als die ganze Klasse sich zum Foyer und in Richtung Cafeteria aufmachte, wirkte er ziemlich niedergeschlagen. Ich trat ihm in den Weg, um ihn mit einer Frage aufzuhalten, während die anderen durch eine Glastür verschwanden. Als Ildefonso in die Cafeteria gehen wollte, hielt ich ihn noch einmal zurück. »Wir essen heute draußen auf der Terrasse«, erklärte ich ihm, und er folgte mir ins Freie.

Wir liefen geradewegs in die »Happy-Birthday!«-Rufe hinein, die in Gebärdensprache ausgedrückt wurden; überall hingen bunte Papierschlangen – wir befanden uns mitten in Ildefonsos erster Geburtstagsparty. Er verzog das Gesicht zu einem breiten Lächeln und bedankte sich schüchtern bei seinen Klassenkameraden. Sein

Geburtstagskuchen war mit achtundzwanzig Kerzen bestückt, die er gewissenhaft zählte, bevor er sie auspustete. Anschließend studierte er aufmerksam jede Glückwunschkarte, und dann packte er seine Geschenke aus, wobei er sich für jede Karte und jedes Geschenk bei der betreffenden Person bedankte.

Wie er so dastand und abwechselnd auf seine Klassenkameraden, die bunte Dekoration und seinen Geburtstagskuchen blickte, machte er den Eindruck, als sei er mit sich und seinem Fest sehr zufrieden. Und während seine Hände immer wieder die Gebärde für »Danke schön« in die Luft malten, brachen sich die Sonnenstrahlen an dem schönsten Geschenk, das er von Elena und der Klasse erhalten hatte – seiner ersten Armbanduhr, die er voller Stolz zur Schau stellte.

KAPITEL 12

Häßlich wie immer duckte sich der Schulbungalow unter dem üblichen, wolkenlos blauen Himmel von Los Angeles, ohne irgendeinen Hinweis auf die Jahreszeit zu geben. Im Raum 6 jedoch waren anstatt Büchern und Schreibheften rote Wimpel, riesige Schneeflocken, blaue und silberne Glühbirnen, Weihnachtskarten und ein Christbaum zu sehen. Elena und drei ihrer Schüler standen auf Tischen und Stühlen und hängten Weihnachtsdekorationen auf. Der Mann mit der Afro-Frisur und zwei seiner Klassenkameraden waren voller Eifer dabei, den Christbaum neben Elenas Büro zu schmükken; und Mary Ann dirigierte jedermann lächelnd, mit rudernden Armbewegungen und ihren Sprachfetzen ohne Sinn, hin und her. Alle waren gut gelaunt und freuten sich über die Abwechslung – bis auf Ildefonso.

Er saß in seiner Ecke, genau wie damals, als wir uns das erste Mal begegnet waren, nur daß er heute eher verwirrt als ängstlich schien. Natürlich waren ihm Weihnachtsdekorationen und dergleichen ebensowenig neu wie Geburtstagsfeste, aber solche Dinge waren für ihn wohl Ausdruck der unerklärlichen Verrücktheit dieser Welt. Noch immer wußte er nicht, was sie zu bedeuten hatten, aber inzwischen hatte er zumindest einen Zugang zum vernünftigen Denken. Antworten und Erklärungen warteten darauf, mit Hilfe der dazu notwendigen und von ihm neu erlernten Schlüsselwörter aufgedeckt zu werden: »wo«, »was«, »wer«, »wie«,

»warum« und, als allerneueste Erwerbung, »wann«. Als er mich erblickte, hob er die Hände, und seine Augen leuchteten auf. Ich war noch kaum im Raum, als er mir bereits Fragen zu stellen begann.

Noch vor drei Monaten hätte ich einen solchen Anblick als amüsant empfunden, doch jetzt machte ich mir eher Sorgen. Er verließ sich einfach zu sehr auf mich. Mir, meinen Antworten, vertraute er mehr als allen anderen, und auch die Kommunikation ganz allgemein fiel ihm mit mir am leichtesten. Was persönlichen Stil und Gestik anbetraf, hatten wir einander genug beigebracht, um unser elementares Gebärden mit einem eigenen gestischen Dialekt ergänzen zu können. Zudem hatte ich gelernt, Ildefonsos Gesichtsausdruck und Mimik schneller zu deuten als andere. Ich wußte, er könnte viel mehr lernen, wenn er mit mehr Menschen sprechen würde, aber leider war er dazu viel zu schüchtern. Außerdem verstärkten enttäuschende Konversationen mit anderen Gebärdensprechern seine Zweifel bezüglich der Universalität von Symbolen. Noch immer war er überrascht, wenn er jemanden eine Gebärde machen sah, die ich ihm soeben erst beigebracht hatte. Nicht nur, daß er durch zusätzliche Kontakte noch viel mehr Sprache erlernen mußte; er mußte überhaupt erst noch entdecken, daß alle ASL-Gebärdensprecher seine Fragen verstehen konnten.

Seine Abhängigkeit von meiner Person und sein Unbehagen im Umgang mit anderen erinnerten mich an meine eigenen Schwierigkeiten beim Erlernen der Gebärdensprache. Nach ein paar Monaten in Lou Fants Kurs hatte ich Vertrauen in meine Fähigkeit, zu gebärden und zu verstehen, gefaßt und dachte, ich könnte jetzt fließend alltägliche Gespräche führen. Aber als mich eines Tages ein Fremder in Gebärdensprache ansprach, verstand ich nur ein einziges Zeichen. Ich war verblüfft; ich hatte nicht einmal eine blasse Ahnung, was er gesagt hatte. Und so entdeckte ich, daß Lou Fant seine Gebärden sogar bei belanglosen Gesprächen äußerst klar und präzise machte. Nicht umsonst war er Schauspieler und Professor. Ich bemerkte auch, daß ich mich an seinen Stil und sein Repertoire verschiedener Gesichtsausdrücke gewöhnt hatte. Meine ASL war also noch gar nicht so gut; was ich beherrschte, war lediglich Lou Fants Gebärdensprache für Anfänger. Ich mußte erst noch in der Welt der Sprach- und Gehörlosen heimisch werden und lernen, wie verschieden die Hände verschiedener Menschen sich in der Gebärdensprache ausdrückten. Und ebenso mußte nun Ildefonso den Kreis seiner Gesprächspartner erweitern, um mehr Sprache zu lernen. Andernfalls würde er nicht über das vereinfachte, stilisierte System hinauswachsen können, das wir aus purer Notwendigkeit für unsere Verständigung aufgebaut hatten.

»Baum, Farben darübergehängt, bedeutet was?« gebärdete Ildefonso und überblickte den ganzen Raum mit gerunzelter Stirn und ausgestreckten Armen; eine deutliche Aufforderung, kein Detail in der Erklärung auszulassen.

»Weihnachten«, bedeutete ich ihm und wiederholte es gleich noch einmal. Ildefonso gebärdete »Weihnachten« und ließ sofort ein »bedeutet was?« folgen – ein perfekter ASL-Satz für »Was bedeutet Weihnachten?« Jedesmal, wenn er drei oder mehr Gebärden richtig aneinanderreihte, freute ich mich insgeheim; schließlich kannte er erst knapp vier Monate einen echten Gebrauch von Sprache. Weihnachten, erklärte ich ihm,

sei eine Geburtstagsfeier wie jene, die er selbst letzte Woche erlebt habe, nur daß dabei jeder jedem Geschenke machen und also auch jeder von jedem beschenkt würde. Ohne viel zu überlegen, benutzte ich seinen eigenen Geburtstag als eine leichtverständliche Beschreibung für Weihnachten, aber da ich den größten Teil meiner Erklärung nach wie vor gestisch darstellen mußte und nur die Gegenwartsform benutzen konnte, sah ich sehr schnell Probleme auf mich zukommen.
»Wer? Geburtstag wer?« fragte Ildefonso. Ich begann, ihm den Ursprung von Weihnachten zu erklären, aber seine weit aufgerissenen Augen vermittelten mir ein ungutes Gefühl. Er hatte einfach noch nicht genug Sprachkenntnisse, um den Unterschied zwischen religiösen Überzeugungen und Fakten über Kolonialisierung oder politische Grenzen verstehen zu können. Da ich ihm den Unterschied zwischen Fakt und Glauben nicht klarmachen konnte, würde er annehmen, der Gedanke, daß Jesus der Sohn Gottes ist, habe ebenso universelle Gültigkeit wie die Aussage »Dies ist ein Stuhl« oder »Schwarze stammen ursprünglich aus Afrika«.
Ich versuchte ihm klarzumachen, daß viele Menschen aus Gründen wie Tradition oder Gewohnheit Weihnachten feierten, aber das war ebenso aussichtslos, als wollte ich ihm einen Glauben an Mimik einreden. Wenn etwas ohne Sprache gänzlich unerklärbar ist, dann die kollektiven Mythen und Traditionen, die im Laufe von Jahrhunderten oder gar Jahrtausenden gewachsen sind. Ildefonso hatte gerade erst die Existenz von Symbolen erfahren und benutzte nur selten mehr als eines oder zwei gleichzeitig. Und nun sollte ich ihm auf einen Schlag eine ganze Reihe sich jährlich wiederholender

Bräuche und Rituale erklären, welche aus einer Vielzahl unerklärbarer Symbole bestanden: Ein geschmückter Baum im Wohnzimmer, Weihnachtskarten und Geschenke, der Weihnachtsmann und das Singen von Weihnachtsliedern, um nur ein paar wenige zu nennen. Aber Ildefonso ließ nicht locker. »Wer? Geburtstag wer?« wiederholte er. Ich erzählte ihm, daß vor langer, langer Zeit ein Baby in einem Stall geboren wurde. Als er den gemimten Teil, mit dem ich erklärte, wo die Kühe fressen und schlafen, verstanden hatte, leuchteten seine Augen auf, und er bedeutete mir, ihm zu folgen. Neben dem Christbaum war eine Krippe aufgebaut worden, und auf diese zeigte er nun und fragte: »Du meinst das hier?«
»Ja, vor langer, langer Zeit. Name Jesus«, antwortete ich. Ehe ich fortfahren konnte, zeichnete Ildefonso jetzt ein großes Kreuz in die Luft und tat so, als ob er sich daranhängte. Danach machte er noch ein Kreuz, das er hoch über sich plazierte. Er zeigte darauf, dann auf die Krippe und gestikulierte: »Der-/dasselbe?«
Ich war verblüfft. Wie hatte er diese Assoziation hergestellt? Mehr und mehr fragte ich mich, welche Art von Kommunikation er wohl mit seinen Eltern und den Leuten in seinem Heimatdorf unterhalten hatte. Ohne Zweifel war er jeden Sonntag zur Kirche gegangen. Was dachte er über all die Bilder dort, den Altar, den Weihrauch und die priesterlichen Gewänder, den hoch erhobenen, silbernen Kelch und die Hostien, die vor den Prozessionsteilnehmern ausgestellt wurden? War ihm das ebenso fremd und unverständlich wie das Nachstellen von Uhren oder eine Diskussion im Fernsehen?
Ich sollte mir angewöhnen, niemals Vermutungen anzustellen. Sein Gehirn konnte offensichtlich viel mehr an

Informationen verarbeiten, als ich mir das bei einem Menschen ohne Sprache hatte vorstellen können. Immer stärker wünschte ich mir, unsere Unterrichtszeit möge nie zu Ende gehen, vor allem jetzt nicht, wo wir etwas schneller miteinander kommunizieren konnten. Wir hatten einander so viel beizubringen. Jeden Morgen, wenn ich daran denken mußte, wie wenig Zeit uns noch blieb, krampfte es mir regelrecht den Magen zusammen. Was sollte ich als nächste Lektion mit ihm durchnehmen? Welchen Themen sollte ich Priorität einräumen, wie wichtigen Wortschatz und nützliche Strukturen auflisten? Es war doch alles so wichtig.

Auch Ildefonsos nicht behobene Kurzsichtigkeit frustrierte mich; sie verlangsamte den Lernprozeß. Ich versuchte, möglichst nicht darüber nachzudenken. Das einzige, was ich tun konnte, war, große Buchstaben zu schreiben und im Fingeralphabet so langsam und deutlich wie nur möglich zu buchstabieren. Mir fiel auf, daß der zuständige Rehabilitationsberater für Gehörlose mehrere Tage hintereinander Elena aufsuchte, und ich fragte mich, welcher Schüler wohl Probleme hatte; doch weiter schenkte ich dem keine Beachtung. Aber als ich einige Tage später morgens in die Klasse kam, saß da Ildefonso zu meiner großen Überraschung und Freude – mit einem selbstgefälligen Lächeln und einer Brille! Mit dem golden glänzenden Messinggestell sah er wie ein Student aus, und das fand ich sehr passend.

Mein Nachdenken über Prioritäten gab ich sehr bald wieder auf. Ildefonso bestimmte den Unterrichtsverlauf, wie auch bisher, einfach mit seinen Fragen. Und er wurde jetzt mitteilsamer, wollte mir von seinem Leben und seinen Plänen erzählen und davon, was er anderweitig lernte. Nachmittags machte er einen Kurs im Schweißen, und dazu stellte er mir Fragen. Als er merkte, daß ich davon überhaupt nichts verstand, begann er sofort, mir verschiedene Schweißtechniken zu zeigen und zu erklären, mit welcher Technik die verschiedenen Teile eines Schiffs jeweils geschweißt werden. Nachdem er sich versichert hatte, daß ich alles verstanden hatte, lehnte er sich stolz zurück.

Einige Tage später teilte er mir mit, er könne auf einer Werft als Schweißer anfangen. Dazu müsse er mit der Schule aufhören, doch er versicherte mir, daß er genug Geld verdienen würde, um wiederkommen zu können. Er wolle noch mehr lernen, vor allem Englisch – wenigstens soviel, daß er den Führerschein machen könne. Das Ende, das wir beide schon erahnt hatten, war also nun gekommen, aber wenigstens machte der Grund für sein Gehen es ein wenig leichter. Ich hatte den Tag gefürchtet, an dem ich mit dem Unterricht hätte aufhören müssen. Für mein Gewissen war es beruhigend, daß Ildefonso nun von sich aus aufhörte.

Während unserer letzten gemeinsamen Woche beschrieb mir Ildefonso sich selbst und seine veränderte Sicht der Welt. Sein neues Wissen und seine neuen Möglichkeiten hatten auch neue Ziele in ihm wachgerufen. Er wollte herausfinden, wie er zu einer behördlichen Aufenthaltserlaubnis kommen konnte. Nicht nur, daß er jetzt die US-amerikanische »Green Card« beschreiben konnte; er wußte nun auch, welche Bedeutung sie hatte. Mit einer »Green Card« konnte er eine legale und langfristige Arbeit bekommen. Er würde genug Geld für Miete und Unterhalt verdienen und auch noch etwas zur Seite legen können, um sich später einmal eine Wohnung oder ein kleines Haus zu kaufen. Noch immer mimte er einen Großteil seiner Erzählung, aber mindestens ein Drittel teilte er in Gebärdensprache mit, und das half mir außerordentlich weiter. Jetzt machte er eine Pause, danach fragte er stirnrunzelnd: »Warum haben die Leute so große Häuser?« Er mimte Menschen, die Dinge an sich reißen und große Reichtümer ansammeln; dann beschrieb er den Wohlstand, der uns umgibt. Dies verglich er mit der Armut in Mexiko, wobei er traurig und gedankenvoll dreinschaute. Einige Dinge dieser Welt lassen sich eben auch mit Sprache nicht erklären.

In den Winterferien lud ich Elena und Ildefonso zu einem Abendessen ein, um Ildefonsos erstes und einziges Semester, das er erfolgreich abgeschlossen hatte, zu feiern. Begrüßung und Vorstellung zu Beginn des Abends verliefen problemlos, doch Ildefonso zeigte sich überrascht, John kennenzulernen. Er hatte keine Ahnung davon gehabt, daß ich verheiratet war. Das hatte ich ihm zwar einmal erzählt, als er mich, wie ich dachte, nach meiner Familie fragte; aber offensichtlich hatte er es nicht verstanden.
Ildefonso konnte der Konversation nur bruchstückhaft folgen, und er zog sich wieder sehr in sich zurück, wie er es früher immer getan hatte. Zwar hatte er unendlich viel gelernt, aber vor allem, was soziale Kontakte anging, mußte er noch sehr viel mehr lernen. Beim Abschied wurde ich richtig traurig, als ich bemerkte, wie er auf seinen Teller starrte, um Augenkontakt und Verlegenheit zu vermeiden.
Ich umarmte Elena und ihn, als sie gingen, und dann hörte ich ein halbes Jahr lang nichts mehr von Ildefonso. Doch eines Tages traf ich ihn zufällig an einer Ecke, wo er auf den Bus wartete. Es schnürte mir fast die Kehle zu, ihn in Gebärdensprache reden zu sehen. Seine Gramma-

tik und sein Wortschatz waren immer noch einfach, auf dem Niveau eines Kindes, aber die Bewegungen von Armen, Händen und Gesicht flossen geschmeidig ineinander zu neuen Strukturen, die der Sprache von Erwachsenen glichen. Er gebärdete mit Selbstvertrauen und stetigem Rhythmus, und seine ganze Statur, einschließlich der Art und Weise, wie er die metallene Essensbox hielt und seinen Schutzhelm trug, brachte den Stolz über sein neues Leben zum Ausdruck.

Diese kurze Begegnung erneuerte unsere Freundschaft. Ich lud ihn zu einem Abendessen ein, das ich für den nächsten Monat geplant hatte, nannte ihm das Datum und erklärte ihm, wie er die Adresse finden konnte. Doch er kam nicht, und ich hatte keine Möglichkeit herauszufinden, was passiert war. Kurz darauf zogen John und ich aus beruflichen Gründen beinahe 5000 Kilometer weit weg, an die Ostküste nach North Carolina. Ich bezweifelte, jemals wieder etwas von Ildefonso zu hören.

KAPITEL 13

Obwohl ich Ildefonso nie ganz vergessen konnte, wurde er durch die immer gleiche Routine des Alltags allmählich zu einer Traumgestalt, die zwar manchmal in einem abendlichen Gespräch auftauchte, aber spätestens im Verkehrsstau des nächsten Morgens wieder verschwunden war. Mehr als sieben Jahre vergingen, meine Ehe zerbrach, und ich kehrte zurück nach Kalifornien; doch nie schwand mein Wunsch, mehr über Menschen ohne Sprache zu erfahren. Zu jeder Zeit und bei jeder Gelegenheit nahm ich ein Buch über das Erlernen von Sprache zur Hand; oder ich sprach mit Leuten, die sich in Gebieten wie Linguistik, Psychologie oder Erwachsenenbildung auskannten, und erkundigte mich, ob jemand etwas über Erwachsene ohne Sprache geschrieben oder sich sonstwie mit diesem Thema befaßt hatte. Doch ich erfuhr nichts. Niemand wußte etwas über Erwachsene ohne Sprache, die nicht gleichzeitig schwer geistig oder psychisch geschädigt waren. Meine Fragen blieben offen, dennoch wandte ich mich allmählich mehr und mehr anderen Dingen zu.

Von Zeit zu Zeit hörte ich Diskussionen zum Thema »Sprache und Denken«. »Kann man ohne Sprache denken?« fragte jemand. »Nein, natürlich nicht«, kam die Antwort. Alles, was ich las und hörte, war abstrakt, hypothetisch und spekulativ. Ich ging davon aus, daß ich wohl den falschen Leuten zuhörte und auch nicht die richtigen Bücher las, und nahm mir vor weiterzusuchen,

bis ich auf Menschen treffen würde, die mehr zu diesem Thema wußten.
Eines Tages wartete ich in der University of California in Riverside auf einen Freund. Da ich nichts zu tun hatte, ging ich in die Bibliothek. Und jetzt endlich war ich am richtigen Ort, um mich an Ildefonso zu erinnern. Ich sah den Katalog nach sämtlichen Stichwörtern durch, die eventuell in Frage kamen: Sprache, Erlernen von Sprache, Spracherwerb, Sprachlosigkeit, nicht- oder außersprachlich, vorsprachlich, Gehörlosigkeit. Nur fünf oder sechs Einträge schienen das Nachschlagen wert zu sein. Ich sah mir die Bücher an, aber obwohl Titel wie *Denkprozesse ohne Sprache* dabei waren, fand ich nichts. Die Autoren befaßten sich nur mit prälingualen (vorsprachlichen) Babys oder Kindern ohne Sprache, nicht aber mit Erwachsenen. Ich fand auch einige erstaunliche Standpunkte, etwa bei Donald Moores in *Psycholinguistics and Deafness*:

> Die spezifische Fähigkeit, Sprache zu entwickeln, scheint im Alter von drei bis vier Jahren einen Höhepunkt zu erreichen und danach stetig abzufallen. Möglicherweise ist jedes Spracherwerbsprogramm, das nach dem sechsten Lebensjahr eingeleitet wird, unabhängig von der dabei angewandten Methode, bei der Mehrzahl der gehörlosen Kinder zum Scheitern verurteilt.

Und in der Zeitschrift *American Annals of the Deaf* schrieb Edward L. Scouten:

> Wenn im Ausdruck eines prälingual gehörlosen Kindes der Satzbau nach den ersten fünf Schuljah-

ren nicht voll entwickelt ist, besteht die große Wahrscheinlichkeit, daß er auch später nicht mehr erworben werden kann.

Ein anderer Forscher behauptete, die enorme Beeinträchtigung der Sprachentwicklung bei gehörlosen Jugendlichen könne nicht verhindert werden. Hätte ich derlei pessimistische Expertenmeinungen über das Erlernen von Sprache gelesen, bevor ich Ildefonso kennenlernte, ich hätte wahrscheinlich nie versucht, ihn zu unterrichten.
Nach wie vor akzeptierte ich nicht, Ildefonso als irgendwie unnormal zu betrachten; vielmehr entschloß ich mich, meine Suche fortzusetzen – nach einem Betroffenen, der selbst erst als Erwachsener Sprache erlernt hatte, oder nach jemandem, der einen vorsprachlichen Erwachsenen unterrichtet hatte. Ich fuhr und telefonierte endlos herum, sprach mit Professoren für Erwachsenenbildung, Linguistik und Psychologie und verbrachte viel Zeit in Bibliotheken.
Aber alle Gespräche brachten mich nicht weiter. Ildefonsos Geschichte wurde abgetan mit Fragen wie: »Wurde denn alles dokumentiert?« oder: »Sind Sie Linguistin?« Eine Frau, der ich mein Anliegen vortrug, schrie mich sogar an: »Wer sind Sie überhaupt?«; und ein Student höheren Semesters antwortete mir: »Für dieses Thema interessiert sich heutzutage niemand mehr, aber im letzten Jahrhundert war es sehr gefragt«, und gab mir den Rat, ich solle mir etwas anderes suchen, wenn ich eine Arbeit in Linguistik schreiben wolle.
Schließlich hörte ich doch noch von zwei Linguisten, die den ersten Spracherwerb einer prälingual gehörlosen Frau dokumentierten. Ich konnte zwar keinen von

ihnen zu einem Gespräch gewinnen, doch einer ihrer Studenten war dazu bereit. Er berichtete mir ganz aufgeregt über die unglaubliche und ganz einzigartige Entdeckung eines vorsprachlichen, erwachsenen Menschen. Wieder einmal mußte ich einsehen, daß ich an der falschen Stelle gesucht hatte: Wäre es so »ganz einzigartig« gewesen, einen solchen Menschen zu treffen, dann hätte ich wohl nicht gleich drei auf einmal in einem Klassenzimmer kennenlernen können.

Ich verließ die Hallen der hohen Gelehrsamkeit und ging mit meiner Frage auf die Straße. Gehörlosengemeinschaften, die mit Hilfe der Gebärdensprache kommunizieren, tauschen fast jegliche Art von Informationen viel bereitwilliger aus als eine durchschnittliche hörende Gemeinschaft – wie alle Kulturen, die anstelle von Presse, Rundfunk und Fernsehen den Informationsaustausch durch persönlichen Kontakt pflegen. Das war mir schon vor vielen Jahren bewußt geworden, als ich mich einmal bei einem Picknick einer Gruppe von sechs oder sieben Gehörlosen vorstellte. Obwohl jeder von ihnen die Mitteilung meines Namens und meiner Herkunft gesehen hatte, machten die englische Schreibweise meines Namens, meine Namensgebärde und das Zeichen für »Kalifornien« anschließend die Runde, bis jeder voll und ganz zufrieden war, weil er die gleichen Informationen gesehen hatte wie alle anderen.

Wenn also eine gehörlose Person von einem Menschen ohne Sprache wußte, dann würden fast alle anderen Mitglieder dieser Gemeinschaft ebenfalls darüber Bescheid wissen. Durch dieses Netzwerk der Gebärdensprache läßt sich fast alles, was Gehörlose betrifft, in Erfahrung bringen. Und nicht zuletzt haben viele Gehörlose selbst in ihrer Kindheit Sprache entbehren müssen; für sie ist das Thema häufig also gar nicht so neu. Ich erinnerte mich auch an einen meiner ersten gehörlosen Freunde, Greg Castillo, der mir erzählt hatte, daß seine Lehrer ihn bestraften, weil er weder sprechen noch vom Mund ablesen konnte. Bei einem nonverbalen Intelligenztest hatte er sehr gut abgeschnitten, weshalb man von ihm erwartete, ein ausgezeichneter Schüler zu sein. Er verstand jedoch nie, was in der Klasse vor sich ging oder warum ihn die Lehrer voller Zorn schüttelten und übertriebene Mundbewegungen unmittelbar vor seinem Gesicht machten. Erst mit zwölf Jahren erlernte er seine erste Sprache, nachdem seine Eltern ihn aus der normalen Schule (wo Gebärdensprache oder manuelle Kommunikation verboten waren) herausnahmen und auf eine Gehörlosenschule schickten. Dort sah er auf einem Spielplatz, wie Kinder sich in Gebärdensprache unterhielten, und das war seine erste Erfahrung mit ASL. Er verstand nicht, was sie sagten, aber er wußte, daß die Bewegungen ihrer Hände Bedeutung ausdrückten und – im Gegensatz zu den kaum wahrnehmbaren Lippenbewegungen seiner Eltern und Lehrer – gelesen werden konnten. Das bewegte ihn, seinen ersten Schritt ins Reich der Sprache zu tun, und zum größten Erstaunen aller schaffte er es sogar, den Kenntnisstand seiner Altersgenossen aufzuholen. Heute hat er einen Magister in Mathematik von der California State University in Northridge.

Ich begann nun meine Detektivarbeit an jener Universität, an der ich die Gebärdensprache erlernt und Greg kennengelernt hatte. Nachdem ich mehrere Menschen vergeblich befragt hatte, traf ich zufällig einen kulturell gehörlosen Mann, der im Gehörlosenzentrum arbeitete und den ich kannte. Er fragte mich, ob ich den kulturell

gehörlosen Rechtsanwalt kennen würde, der in Chicago einen sprach- und gehörlosen Mann in einem Mordprozeß verteidigt hatte. Ich hatte von dieser Geschichte zwar gelesen, sie aber längst wieder vergessen. Nicht einmal an den Namen des Rechtsanwalts konnte ich mich erinnern, obwohl er ein Buch über den Fall geschrieben hatte. Mein Freund ging seine Kartei nach dem Namen durch, aber plötzlich hielt er inne und sagte: »Ah ja, hier haben wir jemanden... Virginia McKinney. An die habe ich gar nicht mehr gedacht. Sie hat mit einem Mann gearbeitet, der einfach eines Tages zu ihr in die Schule kam. Er konnte sich weder identifizieren noch überhaupt kommunizieren, und deshalb konnte er auch keine Sozialhilfe oder sonstige Leistungen bekommen. Virginia adoptierte ihn und brachte ihm Sprache bei. Sie nannte ihn Joe. Die *Los Angeles Times* hat die Geschichte damals gebracht, ich weiß aber nicht mehr, wie lange das her ist. Virginia unterrichtet gehörlose Erwachsene in der Stadt. Mit ihr müssen Sie reden.«
Ich rief Virginia McKinney an und fragte sie nach dem Mann ohne Sprache, den sie unterrichtet hatte. Sie erwiderte mir, im Augenblick könne sie aus Zeitmangel nicht darüber reden, aber wenn ich ins Zentrum für Kommunikationsförderung käme, dessen Leiterin sie sei, würde sie sich gern mit mir unterhalten. Also vereinbarte ich einen Termin mit ihr. Bei meiner Ankunft traf ich schon im Flur auf eine Gruppe von Gebärdensprechern. Im zentralen Raum des Gebäudes, in dem Computer, einige Tische und ein Christbaum standen, hielten sich noch einmal etwa zwanzig Gehörlose auf. Es war der letzte Tag vor den Weihnachtsferien, und deshalb fand kein Unterricht mehr statt. Alle waren mit der Vorbereitung der Weihnachtsfeier beschäftigt. Ich sprach

mit ein paar Leuten, Lehrern wie Schülern, und sagte Dr. McKinneys Assistent, daß ich warten würde. Im Gebärdengespräch mit einigen Schülern wurde ich auf ein paar Leute aufmerksam, die etwas abseits saßen und nur beobachteten, was um sie herum vorging. Ich fragte mich, ob sie erst begonnen hatten, Sprache zu lernen, aber gerade, als ich sie ansprechen wollte, winkte mir der Assistent zu kommen.

Ich folgte ihm in ein Büro, das von Aktenordnern, Büchern, Schachteln, Computern, Fernschreibern, Kabeln, Möbeln, Karten, Tabellen und vollgestopften Bücherregalen geradezu überquoll. Inmitten dieses Chaos saß Dr. McKinney an einem riesigen Schreibtisch, der unter Papieren, Heften, einem großen, randvollen Aschenbecher und einer angebrochenen Schachtel Schokokeksen praktisch verschwand. Mit der linken Hand dirigierte sie mich zu dem einzigen freien Stuhl im Zimmer, in der rechten hielt sie eine Zigarette, an der sie ständig zog, und gleichzeitig gab sie ihrem Assistenten Anweisungen. Dann fragte sie ihn etwas, drückte die Zigarette aus, steckte sich sofort eine neue an, wedelte sich den Rauch aus dem Gesicht und wandte sich schließlich an mich: »Was kann ich für Sie tun?« Ihr prüfender Blick wanderte über den Schreibtisch. »Wie Sie sehen, bin ich ziemlich beschäftigt, aber für ein paar Fragen habe ich schon Zeit.«

Sie sprach und gebärdete gleichzeitig, aber ihre Gebärden waren teilweise unvollständig, und einige übersprang sie ganz. Ihre Stimme klang völlig normal; ich hatte den Eindruck, sie gebärdete nur aus Gewohnheit. Deshalb stellte ich mich lautsprachlich vor, ohne zu gebärden. »Wie bitte?« fragte sie mit Stimme und Gebärden, »ich bin taub, gebärden Sie bitte.«

»Tut mir leid, das wußte ich nicht«, entschuldigte ich mich. »Ich habe von Joe gehört und freue mich sehr, jemanden kennenzulernen, der einen sprachlosen Erwachsenen unterrichtet hat.« Ich erzählte ihr kurz von meinen Erfahrungen mit Ildefonso und fuhr fort: »Sie sind der einzige Mensch, von dem ich weiß, der einem sprachlosen Erwachsenen Sprache beigebracht hat. Wie kommunizierte Joe, als Sie ihn zum erstenmal trafen?«

Sie beantwortete meine Fragen, und auf diese Weise erfuhr ich einiges über Joe. Nach einer Weile kam er sogar selbst ins Zimmer, so daß ich Gelegenheit hatte, ihn persönlich kennenzulernen. Es war sehr aufregend für mich, noch einen Menschen wie Ildefonso zu treffen, und ich wollte mit ihm reden und ihn all das fragen, was ich später einmal auch von Ildefonso erfahren wollte. Doch nach einer kurzen Vorstellung bat Dr. McKinney ihn zu gehen. Aber wenigstens hatte ich Gelegenheit gehabt, ihn gebärden zu sehen. Mit Vergnügen konnte ich bei ihm dieselbe Neugier und das starke Interesse beobachten, das auch Ildefonso gezeigt hatte. Bevor Joe das Büro verließ, fragte er noch, wer ich sei, warum ich hier sei und woher ich komme.

Dr. McKinney beantwortete mir ein paar weitere Fragen und empfahl mir, ihre Doktorarbeit zu lesen, in der auch beschrieben sei, wie Joe Sprache kennenlernte. Zwischen meinen in Gebärdensprache gestellten Fragen machte ich mir Notizen, so schnell ich konnte und ohne dabei den Augenkontakt aufzugeben. Als ich ihr zu verstehen gab, wie wertvoll ihre Auskünfte für mich seien, seufzte sie nur, fuchtelte mit der Zigarette durch die Luft und bedeutete mir, die meisten Leute würden einfach nur in ihrer Skepsis verharren. Es sei durchaus nicht der Fall, daß ältere gehörlose Kinder oder auch gehörlose Erwachsene keine Sprache mehr erlernen oder sich nicht sprachlich verbessern könnten – der Fehler liege im Bildungssystem. Dazu zeigte sie mir einige Statistiken über das Lesevermögen gehörloser Schulabgänger.

»Haben Sie von Ihrer Untersuchung hier etwas veröffentlicht?« fragte ich.

Sie sah mich mit einem Blick voller Überdruß an: »Niemand interessiert sich dafür. Und wie Sie sehen, habe ich hier zuviel Arbeit«, seufzte sie und fuhr mit der Zigarette in der Hand über ihren mit Papier übersäten Schreibtisch.

»Wie viele Schüler wie Joe haben Sie schon unterrichtet?« wollte ich noch wissen.

Anstatt mit einer Zahl zu antworten, erzählte sie mir Geschichten von vielen sprach- und gehörlosen Schülern, die bei ihr im Zentrum Sprache erlernt hatten. Eine einundzwanzigjährige Frau aus Indien, die taub und fast vollständig blind war, beherrschte bei ihrer Ankunft keine Sprache. Nach fünf Jahren hatte sie gelernt, das wenige, das sie sehen konnte, sprachlich wiederzugeben, und das freute sie so sehr, daß sie spontan einen kleinen Aufsatz darüber verfaßte. Dr. McKinney hatte ihn an eine Pinnwand geheftet:

> Gestern habe ich den Regenbogen gesehen. Er hatte acht Farben. Er war gestern nachmittag am Himmel. Ich lachte dem Regenbogen zu. Er hatte Farben und war sehr schön. Ich war sehr glücklich, weil ich den wunderschönen Regenbogen sehen konnte.

Ein gehörloser Schüler unterbrach uns und bat Dr. McKinney, zur Weihnachtsfeier zu kommen. Ich machte einen vorläufigen Termin für das neue Jahr mit ihr aus, an dem ich das Gespräch fortsetzen und mir den Unterricht ansehen wollte. Sobald das neue Semester begonnen habe, fügte ich hinzu, wolle ich ihr schreiben. »Ich habe zuviel zu tun, um Ihnen schriftlich antworten zu können«, erwiderte sie halb gesprochen, halb gebärdet und lud mich ein, den Rest des Tages noch ein paar Klassen zu besichtigen. »Aber kommen Sie wieder – am besten, wenn es nicht so hektisch zugeht. Und zuvor müssen Sie unbedingt meine Doktorarbeit lesen. Es wäre Zeitverschwendung, wenn ich Ihnen alles noch einmal erklären müßte. Rufen Sie mich an, wenn Sie sie gelesen haben.«
Ich bedankte mich, verließ das Gebäude und stürzte mich in den Freitags-Stoßverkehr im Zentrum von Los Angeles. Am liebsten wäre ich sofort zur *Claremont Graduate School* gefahren, um diese Doktorarbeit zu besorgen; der Montag schien mir eine Ewigkeit entfernt zu sein.
Aber schließlich kam er doch noch, und ich bekam fast einen Strafzettel wegen zu schnellen Fahrens, so eilig hatte ich es, die Geschichte von Joe zu lesen, die meine Erfahrungen mit Ildefonso bestätigen und beweisen sollte, was ich nur intuitiv wußte – nämlich, daß Ildefonso kein absoluter Ausnahmefall war. Im Magazin der Bibliothek fand ich es: *First Language Learning in Deaf Persons Beyond the Critical Period.** Das in schlichtem Schwarz gebundene Buch unterschied sich äußerlich

* etwa: Erstes Erlernen von Sprache bei gehörlosen Jugendlichen (Anm. d. Übers.)

nicht von all den anderen Doktorarbeiten, die im Regal standen, doch ich trug es so vorsichtig zum Lesetisch, als handele es sich um eine Gutenberg-Bibel. Noch halb außer Atem, weil ich die zwei Stockwerke hinaufgerannt war, schlug ich es erwartungsvoll auf und begann zu blättern. Nach ungefähr zwei Dritteln des Textes kam die Geschichte von Joe.

Als Joe im Alter von etwa achtzehn Jahren Sprache zu erlernen begann, konnte er weder mittels Gebärdenzeichen noch mittels Gestik kommunizieren. Als Erwiderung auf Gebärden, Gesten oder Worte, die an ihn gerichtet wurden, pflegte er lediglich mit den Schultern zu zukken und die Handflächen nach oben zu drehen. Wie Ildefonso schien zwar auch er eifrig alles um sich herum zu verfolgen, doch er wußte sich ebensowenig einzubringen oder das, was er beobachtete, zu interpretieren.

Ildefonso wie auch Joe mußten sich genügend Wissen über die Welt aneignen, um für sich selbst sorgen zu können. Beide lebten außerhalb der Gesellschaft, aber anders als Ildefonso hatte Joe keinerlei Unterstützung von seiten seiner Familie erfahren. Er hatte nicht einmal einen Onkel, der ihm einen Namen, ein Geburtsdatum und so etwas wie eine persönliche Geschichte gegeben hätte. Nachdem er einige Gebärden und Gesten gelernt hatte, war Joe imstande, um Hilfe zu bitten, indem er gestisch zu verstehen gab, daß er keine Arbeit, kein Geld und keine Bleibe hatte. Jedesmal, wenn er einen Menschen auf der Straße schlafen sah, deutete er auf sich und nickte. Er war also noch einsamer gewesen als Ildefonso, und die Welt hatte ihn behandelt, als sei er kein menschliches Wesen. Zu einer solchen Anerkennung hatten ihm die notwendigen Daten zu seiner Person gefehlt. Und da er weder einen Namen hatte noch

eine Sprache, um zu erklären, wo er geboren war, wurde ihm nicht das Recht zugestanden, dort zu leben, wo er aufgefunden wurde.
Joe hatte nicht nur keine Ahnung, woher er kam, sondern wußte – wie Ildefonso – auch nichts von Geographie oder politischen Grenzen. Eine Landkarte hatte keinerlei Bedeutung für ihn und konnte ihn nur zu seinem typischen Schulterzucken veranlassen. McKinney beschreibt, wie er wegen Papier und der Bedeutung, die es für andere hat, einmal sehr zornig wurde: Er zeigte auf ein Blatt, mimte, darauf zu schreiben, und warf es dann in hohem Bogen von sich.
Allerdings reagierten Joe und Ildefonso verschieden in ihrem ersten Sprachgebrauch. Während Ildefonso alles erklärt bekommen wollte und mehr Fragen stellte, als er eigene Gedanken auszudrücken versuchte, wollte Joe alles über sich erzählen und vieles erklären, sobald er die ersten Gebärden beherrschte. Doch abgesehen von diesem Unterschied im Charakter, verliefen ihre Erfahrungen beim Spracherwerb bemerkenswert ähnlich.
Wie Ildefonso mit seinem »grün«, so erwartete auch Joe, mit einem einzigen, magischen Zeichen alles vermitteln zu können, was er mit diesem neuen Symbol assoziierte. McKinney beschreibt Joes Versuch, eine wichtige Information mitzuteilen, indem er zuerst eine Geste benutzte und diese dann durch die entsprechende Gebärde ersetzte. So pflegte er zunächst auf den Kühlschrank zu zeigen, frieren zu mimen und dann einfach abzuwarten. Auf eine darauf folgende einfache Erklärung über Kälte oder kalte Dinge reagierte er mit Frustration, runzelte die Stirn, warf die Arme in die Luft und beendete die Kommunikation. Nachdem er die Gebärde für »kalt« gelernt hatte, benutzte er diese in Verbindung mit dem-

selben erwartungsvollen Blick, den er schon beim Gebrauch der Geste verwendet hatte. Nach einer Weile des Nachdenkens gebärdete er dann wieder »kalt« und mimte das Anziehen von Mänteln, Hosen und Schaftstiefeln, und abschließend machte er noch einmal die Gebärde für »kalt«.

Mit Joes zunehmenden Sprachkenntnissen gelang es Dr. McKinney allmählich zu verstehen, daß »kalt« etwas mit seiner Herkunft zu tun haben mußte. Man zeigte ihm also Bilder von kalten Orten. Er gab zu verstehen, daß die Bäume auf den Bildern von kalifornischen Gebirgslandschaften zu klein oder aus irgendeinem anderen Grund falsch seien. Bei den Bildern aus Alaska hatten die Bäume die richtige Größe, und Joe zeigte Zufriedenheit, indem er darauf deutete und nickte: Das war wahrscheinlich also seine Heimat.

Für Ildefonso und Joe drückten »grün« und »kalt« nicht simple Eigenschaften aus, sondern äußerst bedeutsame autobiographische Aspekte. Beide wollten und mußten ihre Identität mitteilen. Sie verstanden, daß sie nach Informationen zu ihrer jeweiligen Person gefragt wurden, wenngleich sie den Wortlaut der Fragen nicht verstehen konnten. Ohne eine Möglichkeit, sich auf ihre Vergangenheit zu beziehen, trug ein jeder von ihnen sie doch in sich. Und als sie endlich einige rudimentäre Instrumente zur Verfügung hatten, versuchten sie mit größtem Eifer, ihre persönliche Geschichte zu vermitteln. Voller Aufregung experimentierten sie mit der neuen und schnelleren Methode des Hinweisens – einem Zeichen oder einem gebärdeten Wort – und waren enttäuscht, wenn die neue Magie zur Vermittlung ihrer Geschichte nicht ausreichte.

Die Beschäftigung mit Joes Fall warf nicht nur zahllose

Fragen auf, sondern ließ in mir auch wieder den Wunsch lebendig werden, Ildefonso zu finden. Als sich unsere Wege trennten, hatte er erst ungefähr vier Monate lang Sprachkontakt gehabt, und nicht einmal ein ganzes Jahr, als ich ihm dann, bei unserem letzten Zusammentreffen, zufällig begegnet war. In der Zwischenzeit hatte er wohl genug gelernt, um viele meiner damaligen Fragen, und dazu einige neue, genauer beantworten zu können. Ich ging zu der Vermittlungsstelle für Gebärdensprachdolmetscher, bei der ich damals gearbeitet hatte, und fragte, ob jemand Ildefonso kenne. Die Gesichter dort waren mir alle neu, und niemand hatte von einem Mann mit diesem Namen je gehört. Ich fragte auch nach Elena, LuAnn, Juanita und allen anderen Schülern, an die ich mich noch erinnern konnte, aber ebenfalls ohne Erfolg. Falls Ildefonso nach Mexiko zurückgegangen war, würde ich ihn nie wiederfinden. Ich telefonierte mit allen Bekannten von damals, die ich noch erreichen konnte, und bekam auf diese Weise eine ganze Seite mit Namen und Telefonnummern von Dolmetschern und Lehrern zusammen, bevor ich wieder nach Hause fuhr. In der zweiten Januarwoche schrieb ich an Dr. McKinney, bedankte mich noch einmal für das Treffen und schlug einen Termin für einen zweiten Besuch vor. In einem darauf folgenden Anruf erklärte sie sich mit meinem Terminvorschlag einverstanden und fügte, wenn auch etwas zögernd, hinzu, ich könne wahrscheinlich einige ihrer Akten durchsehen. Bei meiner Ankunft im Zentrum für Kommunikationsförderung unterhielt ich mich eine Weile mit ihr, und dann besuchte ich einige Unterrichtsstunden. Als erstes ging ich zu den Anfängern und beobachtete, wie Erika, eine junge Lehrerin, fünf Schülern half, ein Formular auszufüllen. Sie muß-

ten Name, Geburtsdatum, Adresse und Datum an den richtigen Stellen eintragen. Während jeder für sich eine Weile beschäftigt war, informierte mich Erika über die Vorgeschichte jedes Schülers.
Vier von ihnen waren nicht in den Vereinigten Staaten geboren worden und ohne Sprache aufgewachsen. José aus Mittelamerika konnte sich mit seiner Familie mittels einiger einfacher Gesten verständigen. Er beherrschte das Alphabet, konnte aber keine Wörter bilden. Von Oktober letzten Jahres bis März hatte er Zeichen und Wörter nachgeahmt, jedoch keine Bedeutungen erfassen können. Erst vor zwei Wochen hatte er seine »Erleuchtung« gehabt. Plötzlich war der Augenblick des Verstehens gekommen, und er erkannte, daß ein Symbol – egal ob Gebärde oder Wort – eine Bedeutung hat, die über den Symbolcharakter hinausgeht. Wie bei Ildefonso war diese Erkenntnis gleich einer Vision in ihm aufgeblitzt.
»Warum, glauben Sie, hat es bei José so lange gedauert, bis er Sprache erkannte?« fragte ich Erika. Sie meinte, vielleicht spiele die Anzahl der Schüler in einer Gruppe dabei eine Rolle. Individueller Unterricht hätte Josés Lernprozeß möglicherweise beschleunigt. Auch habe sie den Unterricht nicht in ASL begonnen, sondern in gebärdetem Englisch (die deutsche Entsprechung sind »lautsprachbegleitende Gebärden«, LBG) und beim Gebärden die Stimme mitbenutzt. Dann sei ihr aufgefallen, daß José Englisch und ASL nicht auseinanderhalten konnte. Seine Gebärden ergaben keinen Sinn. So machte er zum Beispiel immer die Gebärde für das englische »do«, die in ASL *Aktion* oder *Aktivität* bedeutet, wenn er aus einem Aussagesatz eine Frage machen sollte.* Er hatte das Zeichen für »do« aus Fragen in

gebärdetem Englisch gelernt, beispielsweise *Do you want the book?* (Willst du das Buch [haben]?), und jetzt machte er jedesmal das Zeichen für »do«, wenn er ein Fragezeichen an der Tafel sah. Erika korrigierte ihren Fehler und begann, in ASL zu gebärden, ohne Wörter lautzusprechen. Daraufhin bekamen Josés Gebärden allmählich Sinn, und bald erkannte er Sprache.

Sie erzählte mir auch von anderen Schülern, die ebenfalls ohne Sprache angefangen hatten. Alle hatten das einer Offenbarung gleichkommende Erlebnis der Sprachentdeckung innerhalb der ersten sechs Monate des Unterrichts gehabt, mit Ausnahme ihres vierten Schülers, der noch immer ohne Verständnis und Sinn nur memorierte und imitierte. Sie bezeichnete ihn als »milieugeschädigt«. Ihm fehlten die Interaktionen und Erfahrungen von Joe, Ildefonso und den anderen, denn seine Familie hatte praktisch das Denken für ihn übernommen, weil sie ihn schützen wollte.

In ihren vier Jahren als Lehrerin hatte Erika ungefähr fünfzehn Erwachsene ohne Sprache kennengelernt. Bei den meisten hatte es etwa ein halbes Jahr gedauert, bis ihnen Bedeutung bewußt wurde und das sprichwörtliche »Licht aufging«. Das zu hören entflammte in mir erneut den brennenden Wunsch, Ildefonso zu finden und ihm Fragen zu stellen zu seiner Vergangenheit, und ob er vor mir schon einmal unterrichtet worden war. Ich hatte mich in meiner Arbeit immer ausschließlich auf Ildefonso konzentrieren können, und unsere erste Unterrichtswoche war sehr intensiv gewesen. Erika dagegen hatte immer mehrere Schüler gleichzeitig

* Im Englischen werden Fragen mit dem Hilfszeitwort »do« gebildet (Anm. d. Übers.).

betreuen müssen. Trotzdem – verglichen mit einem Durchschnitt von sechs Monaten erschien es mir geradezu unglaublich, daß Ildefonso nur eine Woche gebraucht hatte, um Sprache zu begreifen.

Ich begann, mir alle Fragen zu notieren, die ich Ildefonso unbedingt stellen wollte, falls ich ihn jemals finden würde. Als ich sah, wie einer der vordem sprachlosen Schüler einen komplexen Satz in der Gebärdensprache sagte, dachte ich, wenn ich Ildefonso so gebärden sehen könnte, würde mir das als Antwort auf alle Fragen genügen, die seinen Werdegang nach unserer Trennung betrafen. Ich prägte mir das Bild dieser Klasse ein, so gut ich konnte: vier fließend gebärdende Schüler, die vor ein oder zwei Jahren alle noch bewegungs- und sprachlosen Statuen geähnelt hätten.

Die nächsthöhere Klasse, in welche diese vier kommen würden, war die von Don Briedenthal. Ihr galt mein nächster Besuch, denn auch diese Schüler waren noch Anfänger, und einige von ihnen hatten möglicherweise bis vor kurzem ebenfalls noch keine Sprache gehabt. Don hatte Schüler aus den verschiedensten Ländern: Kambodscha, Nigeria, Iran, Libanon, Ecuador und Mexiko. Sie waren alle sehr lebhaft und unterbrachen ihren Lehrer immer wieder, um Fragen zu stellen oder Bemerkungen zu machen. Einige gebärdeten wirklich gut, nur einer hatte ernsthafte Probleme, aber dafür war er alles andere als schüchtern. Mit Humor und verschiedenen Erklärungen und Beispielen behandelte Don gerade das Wort »folgen«, etwa wie in »Januar folgt (auf) Dezember«. Ich hatte noch nie daran gedacht, aber das ist wirklich verwirrend: Wenn ein ausschließlich visuell denkender Mensch auf den Kalender schaut, dann sieht er, daß der Januar nach dem Dezember kommt und ihm

nicht etwa folgt in dem Sinne, daß er dem Dezember »hinterherläuft«. Die Schüler machten sich deshalb erst einmal über das Englische lustig, aber nach einer Weile akzeptierten sie diese sprachliche Konstruktion und übten ein paar Sätze damit. Sie hatten ganz eindeutig Spaß am Unterricht, und darum lernten sie sehr leicht. Während die Schüler Sätze niederschrieben, unterhielt ich mich mit Don über seine Klasse, und er schilderte mir einige seiner Erfahrungen. Der Schüler mit den großen Schwierigkeiten beim Gebärden war bis vor kurzem ohne Sprache gewesen und lernte zur Zeit Englisch und ASL. Einmal prüfte Don, wie gut die Schüler neu erlernte Zeichen wirklich verstanden. Die meisten von ihnen beherrschten soviel englischen Grundwortschatz, daß sie die Definition eines neuen Zeichens auf englisch aufschreiben konnten. Nur einer hatte so wenig Schulbildung, daß er gar kein Englisch beherrschte. Er gab anstelle schriftlicher Notizen Zeichnungen ab, die die Bedeutungen der gefragten Zeichen wiedergaben. Sein Cartoon für das Wort »kürzlich« war wirklich gut und sehr intelligent: Das erste Bild zeigte einen Autounfall mit einem dabeistehenden Zeugen. Im nächsten Bild sah man, wie der Zeuge zu jemandem rannte, um ihm etwas mitzuteilen, im dritten beschrieb er den Unfall, wobei er über seine Schulter deutete und die Gebärde für »kürzlich« machte. Jede der Bildergeschichten zeigte deutlich, daß der Schüler das entsprechende Zeichen verstanden hatte.
Dons Stunde war die letzte vor der Pause. Ich ging mit ihm in die Küche, die gleichzeitig als Lehrerzimmer diente, und hatte dort Gelegenheit, kurz mit den anderen Lehrkräften zu sprechen. Sie hatten im Unterricht fast alle Erfahrungen mit prälingualen Erwachsenen

gesammelt. Nur jene, die höhere Klassen unterrichteten, waren nicht mehr mit den Problemen des ersten Sprachunterrichts befaßt.
Wie konnte es zu einer derartigen Kluft zwischen Universität und täglicher Praxis kommen? Wie konnte ein Wissenschaftler einen prälingual gehörlosen Erwachsenen, der Sprache erlernte, als absolut einmalig bezeichnen, wenn nur ein paar Kilometer entfernt vier solcher Menschen zusammen an einem Tisch saßen und genau das taten? Das Ganze erinnerte mich an die Sozialarbeiterin, die einmal mit mir über ihre Frustration wegen Kindesmißhandlungen gesprochen hatte. Jahrzehntelang mußte sie einen Fall nach dem anderen mit ansehen – in einem ging es sogar um Mord –, bevor allgemein akzeptiert wurde, daß Kindesmißhandlung in unserer Gesellschaft ein verbreitetes Problem ist. In der modernen Welt der schnellen Kommunikation fehlen immer noch wichtige Glieder in der Informationskette, und die alte Metapher vom Elfenbeinturm hat leider nach wie vor Gültigkeit.

Dr. McKinneys Assistent kam in die Küche und wandte sich an mich, jedoch so, daß alle Anwesenden es ebenfalls verstehen konnten: »Dr. McKinney bittet Sie in ihr Büro.« Ich folgte ihm, und als ich das verrauchte Büro betrat, wies mir Dr. McKinney gleich wieder den einzigen freien Stuhl an.
»Ich dachte, Sie würden noch studieren«, begann sie und erklärte, sie habe keine Ahnung gehabt, daß ich ein Buch schreiben wollte, obwohl ich in den vier Monaten, seit wir uns kannten, nie etwas anderes behauptet hatte. Ich sagte ihr, mein Interesse, wenigstens einen oder zwei Artikel über prälingual gehörlose Erwachsene zu

schreiben, sei in dem Maße gewachsen, wie ich bemerkte, daß über dieses Thema bisher kaum etwas veröffentlicht worden sei. Und da man sich in den Universitäten offenbar nicht mit Menschen ohne Sprache befaßte, hätte ich gedacht, es sei erfolgversprechender, außerhalb der akademischen Kreise zu suchen. Was letzteres betraf, waren wir zwar einer Meinung, doch legte sie mir dennoch nahe, mich mit dem Bildungssystem zu befassen, um es zu verändern. Sie wisse jetzt, daß ich weder studiere noch an einer Universität arbeite, und sehe daher keinen Grund, mir zu helfen. »Warum sollte ich Sie bei Ihrem kommerziellen Vorhaben unterstützen?« fragte sie abschließend.

Ich war sprachlos. Es war mir unbegreiflich, wie mein Interesse als »kommerzielles Vorhaben« mißverstanden werden konnte. Dann versuchte ich ihr vorsichtig zu erklären, daß sich mein Interesse durch meine Arbeit mit Ildefonso entwickelt habe. Ich wiederholte, wie begeistert ich sei, sie kennengelernt zu haben und ihre Arbeit beobachten zu dürfen. Sie habe wahrscheinlich mehr Kenntnisse über den Spracherwerb gehörloser Erwachsener als irgend jemand sonst in den Vereinigten Staaten. Aus meinen Kontakten zu akademischen Kreisen könne ich nur schließen, daß die Welt diese ihre Kenntnisse dringend benötige. Auch habe sie weit mehr Fachkenntnis und Erfahrung als ich, weshalb ich mich glücklich schätzen würde, wenn ich ihr assistieren dürfte. Und es würde doch auch für sie sehr von Vorteil sein, ihre Kenntnisse publik zu machen.

»Dazu fehlt mir die Zeit«, seufzte sie und zündete sich eine neue Zigarette an, »hier gibt es einfach zuviel zu tun.« Sie erklärte mir, wie schwierig es sei, Gelder aufzutreiben, um das Zentrum weiterführen zu können. Im

Herbst müsse sie wahrscheinlich einige ihrer Mitarbeiter entlassen. Ich wiederholte mein Angebot, ihr zu helfen, und schlug vor, ich könne doch ihre Akten ordnen und feststellen, wie viele Menschen durch ihre Arbeit Sprache erlernt hatten und wie sie sich weiterentwikkelt hätten. So könnte sie das Zentrum leiten und zugleich ihre Erfahrungen veröffentlichen.
Ich glaube, sie hörte mir nicht einmal zu. Sie wollte mir nun einmal nichts von ihrer Arbeit zeigen und beendete das Gespräch mit der Bemerkung: »Wenn Sie Doktorandin wären, würde ich Ihnen helfen, weil ich dann wüßte, daß Sie eine zukünftige Kollegin sind.« Im übrigen habe sie jetzt zu tun und keine Zeit mehr für mich. Ich starrte auf den Aktenschrank, in dem soviel Wissen über Denken ohne Sprache gehortet war – ein Wissen, das verschlossen, weggesperrt und bewacht wurde von dieser Frau im Nebel ihrer Rauchschwaden.

KAPITEL 14

Von Dr. McKinneys Abweisung gründlich entmutigt, wollte ich nun nur mehr meine Erinnerungen an Ildefonso niederschreiben und versuchen, mir alle unsere anfänglichen Gespräche wieder ins Gedächtnis zu rufen und die ganze Erfahrung noch einmal neu zu durchleben. Ich hatte gerade eben zwei Seiten geschrieben, als ein Bekannter mir einen Zeitungsartikel über Dr. Oliver Sacks' jüngstes Interessengebiet, die Gebärdensprachgemeinschaft der Gehörlosen, zeigte. Erst vor kurzem hatte ich sein Buch *Der Mann, der seine Frau mit einem Hut verwechselte* gelesen, und die darin zum Ausdruck kommende erfrischende Neugier und das mitfühlende Interesse für Menschen hatten mir ausgesprochen gut gefallen. Dr. Sacks' Forscherdrang hatte mich ein wenig an den eines fünfjährigen Kindes erinnert, das auf alles neugierig ist, alles wissen will und – ganz wie ein Wissenschaftler – auch alles hinterfragt, einschließlich seiner bisherigen Annahmen und Erfahrungen und des eigenen Wissens. Daß dieser Mann sich jetzt für Gebärdensprache und Gehörlose interessierte, freute mich außerordentlich. Ich schrieb ihm auf der Stelle und bot ihm meine Dienste als Dolmetscherin an, falls er einige interessante Gehörlose aus meinem Bekanntenkreis kennenlernen wolle; und auch meine Arbeit mit Ildefonso ließ ich nicht unerwähnt. In seinem Antwortbrief erkundigte sich Dr. Sacks eingehender nach Ildefonso. Ich gab ihm die gewünschten Informa-

tionen, und seine Reaktion darauf war die gleiche, die Ildefonso nach seiner ersten Geschichtsstunde gezeigt hatte. Er meinte: »Darüber müssen die Leute mehr erfahren.«
Solchermaßen wieder ermutigt, beschloß ich, ein weiteres Mal eine Bibliothek aufzusuchen und mich eingehender mit dem neunzehnten Jahrhundert zu befassen, in dem ja – nach Auskunft des Studenten, den ich befragt hatte – die Wissenschaft stark an Menschen ohne Sprache interessiert gewesen war. Ich fand zwar nichts zum Thema sprach- und gehörlose Erwachsene, aber viele Geschichten über »wilde« Kinder, die allein in der Wildnis überlebt hatten, von Tieren adoptiert oder von Menschen mißbraucht und eingesperrt worden waren. Ein Autor befaßte sich sogar mit Helen Keller, weil sie angeblich nach dem Erblinden und Ertauben so »verwilderte«, daß ihre Eltern nicht mehr ausreichend mit ihr kommunizieren konnten, um sie zu erziehen und ihr Bildung angedeihen zu lassen.
Ich begann, die Geschichten über die wilden Kinder zu studieren, um festzustellen, inwieweit Ähnlichkeiten bestanden zwischen diesen Geschöpfen ohne Sprache und Ildefonso sowie den anderen sprach- und gehörlosen Erwachsenen, mit denen ich Kontakt gehabt hatte. Viele der Ansichten und Schlußfolgerungen, daß es unmöglich sei, im Erwachsenenalter noch Sprache zu erlernen, waren aus Studien über wilde Kinder abgeleitet.
Kaspar Hauser, ein Junge in Deutschland, lebte von Kindheit an bis zum Alter von siebzehn Jahren in einem dunklen Raum. Ein Mann versorgte ihn mit Essen, ohne aber je mit ihm in Kontakt zu treten oder sich ihm zu zeigen. Nachdem Kaspar schließlich 1828 in Nürnberg auf-

tauchte, lernte er etwas sprechen und einige soziale Umgangsformen. Er begann, die Welt um sich zu erforschen, und obwohl er emotional verkümmert blieb, entwuchs er dem infantilen Stadium sehr schnell. Allmählich erinnerte sich Kaspar an sein Leben in der Dunkelheit und fing an, darüber zu sprechen, was vermutlich dem Menschen angst machte, der ihn so lange gefangengehalten hatte; jedenfalls wurde er fünf Jahre nach der Freilassung aus seinem Gefängnis ermordet.

Ein vor kurzem erschienener Bericht über ein nicht sozialisiertes Kind trägt den Titel *Genie: A Psycholinguistic Study of a Modern Day »Wild Child«** und befaßt sich mit einem Mädchen, Genie, das von seinem psychotischen Vater von Kindheit an bis ins Jugendalter an einen Stuhl gefesselt worden war. Die Autorin Susan Curtiss beschreibt die beschränkten Fortschritte des Kindes nach seiner Befreiung. Genie lernte zwar etwas Sprache, kam jedoch nie über das Stadium eines vier- bis fünfjährigen Kindes hinaus.

Die vielleicht bekannteste Geschichte über ein wildes Kind ist jene, welche in der Zeit der großen Debatten über die eigentliche Natur des Menschen und den »edlen Wilden« große Aufmerksamkeit erregte. Damals wie heute galt der Geschichte des »wilden Knaben von Aveyron« das größte Interesse. François Truffauts Film *Der Wolfsjunge* ist eine bewegende Dokumentation über diesen Zwölfjährigen, der im Januar 1800 aus den Wäldern in ein französisches Dorf kam.

* dt. etwa: Psycholinguistische Studie über ein »wildes Kind« unserer Tage (Anm. d. Übers.)

In seiner Erzählung über diesen Jungen, der als Victor bekannt wurde, beschreibt Roger Shattuck, wie man in Paris voll aufgeregter Neugier auf die Vorstellung reagierte, daß dieses Kind vielleicht die Antwort auf so viele Fragen über die wahre Natur des Menschen liefern könne. Das nur biologische, naturhafte Wesen eines Menschen zu studieren ist wegen der sofort nach der Geburt beginnenden Einflüsse von Sozialisation und Erziehung nicht möglich. Der einzige Weg, das biologische Geschöpf vom sozialen Wesen zu trennen, wäre, ein Kind sofort oder kurz nach der Geburt aus der Gesellschaft auszugrenzen. Ein solches Vorgehen ist aufgrund offenkundiger moralischer Bedenken jedoch nicht durchführbar. Aber dadurch, daß sie ihr Kind aussetzten, vollzogen Victors Eltern das »verbotene Experiment« (so auch der Titel, den Shattuck für sein Buch wählte). Die neue französische Republik und die ebenfalls erst ins Leben gerufene *Societé d'Observation de l'Homme** faßten die Gelegenheit beim Schopf und machten Victor zum Eigentum des Staates.

Victor konnte nicht sprechen, reagierte nicht, wenn er angesprochen wurde, kontrollierte keine seiner Körperfunktionen und zog sogar im Winter die Nacktheit dem Tragen von Kleidung vor. In der Tat schien er Temperaturextreme nicht zu empfinden. Er konnte sowohl barfuß im Schnee laufen als auch mit bloßer Hand Kartoffeln unter glühenden Kohlen herausholen und sofort verzehren, ohne zu warten, bis sie abgekühlt waren. Oft versuchte er, seinen Bewachern zu entwischen.

Anfangs befaßten sich viele Menschen mit Victor als

* dt.: Gesellschaft zur Beobachtung des Menschen

einem Studienobjekt oder versuchten, ihm etwas beizubringen, aber im Laufe der Zeit kam er immer mehr in die Obhut von Doktor Jean-Marc Itard, einem ehrgeizigen Arzt, und Madame Guérin, die den Haushalt der Staatlichen Institution für Taubstumme in Paris führte. Shattuck behandelt in seinem Buch nicht nur Victors Eintritt in die Gesellschaft, sondern auch die Reaktionen verschiedener Menschen auf ihn. Einige fanden ihn nützlich als wissenschaftliches Studienobjekt, kümmerten sich aber nicht mehr um ihn, sobald er für ihre Zwecke nicht mehr brauchbar war. Andere reagierten auf seine fehlende Zivilisation mit dem sofortigen Bemühen, ihn zu sozialisieren und »menschlich« zu machen. Wieder andere betrachteten Victor als hoffnungslosen Fall und befürworteten seine lebenslange Einweisung in ein Heim für Geistesgestörte. Nur einige wenige Menschen, allen voran Madame Guérin, akzeptierten ihn und kamen ihm mit menschlicher Wärme entgegen. Victor lebte zweiundzwanzig Jahre bei ihr, nachdem Itard und die anderen wissenschaftlich Interessierten sich längst neuen Experimenten zugewandt hatten. Shattuck beschreibt aber auch Reaktionen heute lebender Menschen auf die Geschichte von Victor:

> Wenn Erwachsene von dem Wilden Kind hören, fragen sie gewöhnlich, was aus ihm geworden ist. Sie wollen wissen [...], ob es als Erwachsener ein nutzbringendes und glückliches Leben führen konnte. Kinder dagegen fragen meistens, wie dieser Junge wirklich war und vor allem, wie er ganz allein im Wald überleben konnte. [...] Oft stellen sie aber auch noch eine andere, tiefschürfendere

Frage: Mit welchem Recht durfte ein Mensch Victor einfangen?

Angesichts dieser verschiedenen Reaktionen fielen mir wieder meine eigenen gemischten Gefühle beim Kennenlernen von Ildefonso und seiner sprachlosen Welt ein. Einerseits wollte ich ihm sofort Sprache beibringen und zu einem Teil meiner eigenen Welt machen – in der Annahme, dies sei der einzige Weg zu einem »glücklichen und nutzbringenden Leben«. Andererseits bewunderte ich ihn dafür, daß er überleben und sich selbst eine Existenz hatte schaffen können; ich empfand Respekt vor der Einzigartigkeit seiner Gedanken und Ansichten, die bar jeglicher Sprache waren, und ich fragte mich, ob ich eigentlich das Recht hätte, ihn zu verändern, damit er mir ähnlicher würde – vor allem dann eine brisante Frage, falls mir kein Erfolg beschieden war und ich ihm nur vermitteln konnte, daß ihm, gemessen an den anderen Menschen, etwas fehlte. In gewisser Hinsicht beinhaltet Bildung immer die Botschaft an den Schüler, dem Lehrer nachzueifern, zu werden wie er; und damit wird impliziert, daß der Schüler oder sein Denken minderwertig sei.
Shattuck erkennt dieses moralische Dilemma, und er sieht auch die mögliche Gefahr, daß durch Bildung und Erziehung Victors Lebenswille gebrochen werden könnte. Das ganze Buch hindurch fragt er sich immer wieder, was der Junge wohl denkt und warum er so und nicht anders reagiert. Dagegen zeigen Harlan Lane und Richard Pillard in *The Wild Boy of Burundi*, einem Buch über ein später gefundenes wildes Kind, eine völlig andere Haltung. In ihrer Antwort auf Briefe, in denen nach den moralischen Implikationen gefragt wird, die

sich durch eine Gefangennahme und Zivilisierung des angeblich wilden Jungen auftun, schreibt Dr. Lane:

> Diese Briefe betrüben mich. Was für ein erbitterter Kommentar zu unserem Lebensstil! Ist das Leben bei uns zu Hause eine solche Strafe, daß wir es vorziehen, in die Isolation zu gehen, wo wir nach Nahrung suchen und vor Räubern flüchten müssen und Liebe weder geben noch bekommen können? [...] Bei genauer Beobachtung kann uns John [der Junge aus Burundi] ebenso wie Victor vor Augen führen, was für den Menschen charakteristisch ist, [...] Romulus und Remus, die Satyrn des griechischen und römischen Altertums und des Mittelalters, wilde Kinder in der Renaissance, Robinson Crusoe, Mogli, Tarzan – letztlich auch King Kong – sie alle schreien nach Erklärung. Vielleicht kann John uns helfen, endlich auch in dieses Geheimnis einzudringen!

An anderer Stelle beschreibt Dr. Lane einige Interaktionen mit John:

> Der höhlenartige Raum ist schwach erhellt. [...] Es ist drückend schwül und eng. [...] Wir haben John zur Beruhigung 10 mg Valium gespritzt, aber er will sich nicht röntgen lassen. Er krümmt und windet sich, schreit und fuchtelt mit den Armen, wenn wir versuchen, ihn in Position zu bringen. [...] – das linke Bein! Halten Sie es fest. Ihr beiden nehmt das rechte. Ihr zwei haltet ihn an den Schultern (Harlan und ich hielten seinen Kopf). Und jetzt schnell! In kurzer Zeit haben wir sechs Filme. Es ist immer

möglich, einen zehnjährigen Jungen zu überwältigen; das ist letztlich nur eine Frage, wie viele sich daran beteiligen.

[...] Ich hätte ihn nur zu gerne betäubt. Den ganzen Tag kämpfen – davon hatte ich reichlich genug.

Und weiter unten erklärt sie dem Leser:

Es fiel uns nicht leicht, Deo [einem ihrer Gastgeber] auf Wiedersehen zu sagen; [...] und Alan [einen Kollegen] würden wir erst in einem Jahr wiedersehen. [...] Zuletzt war da noch [John]. Doch in diesem Augenblick dachten wir überhaupt nicht an ihn. Wenn Sie nun meinen, das sei seltsam oder hartherzig, dann müssen Sie zu verstehen versuchen, was es heißt, sich um einen Freund zu kümmern, und was es bedeutet, sich um einen Patienten zu kümmern. [...] Das eine ist nicht mit dem anderen zu vergleichen – ersteres verlangt eine subjektive Haltung, letzteres eine objektive. Deo und Alan waren uns zu Freunden geworden, und es tat uns leid, daß wir uns von ihnen trennen mußten; wir hatten das Gefühl, daß wir sie vermissen würden. [John] dagegen war unser Patient und ein rätselhaftes Problem für uns; wir hatten mit ihm und für ihn getan, was wir konnten; da gab es nichts zu vermissen.

Itard, Victors Lehrer, ließ sich auf das »rätselhafte Problem« eines wilden Jungen ein. Auch sein Interesse an Victors Erziehung war wissenschaftlicher Natur, aber er zeigte durchaus Mitgefühl für das Kind. »Auf seine Art«, schreibt Shattuck,

»liebte« der Wissenschaftler in Itard dieses rüde Geschöpf, und er wollte es zu einem Menschen nach seinem Bilde formen. [...] Dieses Bemühen hat etwas so Ergreifendes und Ungeheuerliches an sich wie Pygmalions Gebet oder der Wunsch des Narziß, sein Spiegelbild zu sehen; und es ist so kühn wie Prometheus' Diebstahl des Feuers, der das Symbol der Schöpfung darstellt. Denn Itard nahm an, daß Victor durch ihn, wenn nicht das Leben, so doch wenigstens Intelligenz und Menschsein zuteil würden.

Unabhängig vom spezifischen Verhalten wilden Kindern gegenüber, sei es nun von Mitgefühl oder Neugier bestimmt oder auch rein wissenschaftlich bedingt, reagiert fast jeder Mensch sehr stark auf solche Geschöpfe. Victor wurde überall in Frankreich bekannt, als er erstmals die Wälder verließ. Peter, ein wildes Kind aus Hannover, wurde zum Stadtgespräch von London, sobald König Georg I. sich für ihn zu interessieren begann, und Jonathan Swift ließ sich von ihm zu den Yahoos* in seinem Roman »Gullivers Reisen« inspirieren. Und auch heute werden die Menschen wie eh und je von Figuren wie Daniel Defoes Freitag, Burroughs Tarzan oder Kiplings Mogli in Bann geschlagen, Schöpfungen, die alle auch zu Filmen inspirierten.
Aber wir werden sowohl angezogen als auch abgestoßen. Wir beneiden die »Wilden« um ihre Freiheit, doch zugleich fürchten wir ihre Wildheit. Wir fürchten unsere animalischen Seiten, und jede Kultur verwendet beträchtliche Energien darauf, gewisse Aspekte unse-

* dt.: Riesen

rer Natur zu verleugnen oder zu verbergen. Die Anthropologin Mary Douglas nennt unsere Trennung von Natur und Kultur das Gesetz der Reinlichkeit. Soziale Konventionen, Kommunikation und Sprachgebrauch werden durch diese Regel bestimmt und durchgesetzt. Physische Prozesse, wie sie allen Tieren gemein sind, gelten als »schmutzig«. Douglas schreibt: »Ein Tier zu domestizieren heißt, es zu lehren, seine organischen Prozesse unter Kontrolle zu bringen. Ein Kind zu sozialisieren bedeutet genau dasselbe.« Ein Kind, das im Verhalten einem Tier ähnelt, stellt unsere am meisten geheiligten Vorstellungen vom Menschsein in Frage, und aus diesem Grund werden wilde Kinder nach ihrer Ergreifung oft schrecklich behandelt – mit der Absicht, sie »menschlicher« zu machen.

Gehörlose erleben ähnliche Reaktionen von seiten ihrer hörenden Mitmenschen. Viele empfinden Körpergeräusche als abstoßend, weil sie eher tierhaft klingen als menschlich. Häufig wird das Unvermögen zu sprechen sogar von den Eltern Gehörloser mit geistiger Zurückgebliebenheit in Zusammenhang gebracht. Ildefonso machte nie Körpergeräusche. Erst Monate, nachdem ich ihn kennengelernt hatte, hörte ich einmal etwas bei ihm – ein ganz leises Geräusch, einen hohen, weichen Ton, als er lachte. Ich bin mir sicher, daß er viele verschiedene Geräusche mit seiner Stimme machen konnte, aber wie die meisten Gehörlosen hatte er gelernt, mißbilligende, manchmal gar schockierte Reaktionen seiner Umgebung zu vermeiden. Die stimmlichen Äußerungen gehörloser Menschen werden oft als unheimlich, unmenschlich, ja animalisch empfunden. Es ist gut möglich, daß die häufige Mißhandlung Gehörloser aus der gleichen Angst herrührt wie die vor wilden Kindern;

und wenn taube Kinder oder Erwachsene auch noch stumm sind, ist das Risiko, daß ihnen ihr Menschsein aberkannt wird, um so größer.
Das Angepaßtsein, das Fehlen aufsehenerregender Unterschiede, die uns zum Nachdenken darüber zwingen würden, wer wir eigentlich wirklich sind, gibt den Menschen ein Gefühl der Sicherheit – wenngleich dieses Gefühl trügerisch ist. Wie Schneewittchens böse Stiefmutter wollen auch wir nicht in einen Spiegel schauen, der uns die ganze Wahrheit zeigt. Doch wer über Dinge wie Körpergeräusche, »Wildheit« oder eigenartiges Gestikulieren hinwegsehen und Fähigkeiten und Potential eines menschlichen Wesens erkennen kann, der wird belohnt. Itard, Madame Guérin und Anne Sullivan, die Lehrerin Helen Kellers, lernten durch ihre wilden Kinder alle auch viel über sich selbst. In den Worten Shattucks: »Die meisten von uns leben in der mittleren Spannbreite menschlicher Erfahrung, aber was wir brauchen, ist ein Wissen um die extremen Bereiche. Diese Fälle, besonders jene, in denen es um ungeheuer starke Isolation und Deprivation geht, sind wie Spiegel, die verborgene Seiten unseres menschlichen und auch animalischen Seins enthüllen.«
Dadurch, daß sie Victors beziehungsweise Helen Kellers Eintreten in die Sprache miterlebten, machten Itard und Anne Sullivan eigene Erfahrungen und erlebten selbst eine Offenbarung: »In diesem Augenblick [der Entdeckung von Sprache]«, so Shattuck, »offenbarte sich etwas spezifisch Menschliches, etwas, was uns alle miteinander verbindet, plötzlicher und dramatischer, als es je bei einem zweijährigen Kind geschehen könnte. Mit einemmal begriff Helen sowohl, daß es ein Zeichensystem gibt, mit dem wir uns unsere Vorstellungen von

den Dingen in der Welt mitteilen, als auch die Bedeutung des spezifischen Zeichens, das Anne ihr auf die Hand gemalt hatte: Wasser.« Die Tür ins Reich der Sprache ist der Eingang zur Familie der Menschen. Niemand ist allein ein ganzer Mensch.

Ildefonso teilte mit Victor, Kaspar und Genie die Erfahrung des Stummseins und der daraus resultierenden Ausgeschlossenheit aus der menschlichen Gemeinschaft, doch mehr Gemeinsamkeiten gab es nicht. Taub zu sein heißt nicht, »wild« oder unzivilisiert zu sein. Und die Isolation der Sprachunfähigkeit ist nicht gleichzusetzen mit jener eines Lebens in den Wäldern, einer Gefangenschaft im Keller oder dem Festgebundensein auf einem Stuhl. Die Unterschiede zwischen Victor und Ildefonso oder Genie und Joe wiegen mehr als das gemeinsame Stummsein.

Die nahezu vollständige Isolation von jeglichem Kontakt zu Menschen, nicht nur im sprachlichen Bereich, führte bei dem »wilden« Victor, der mißbrauchten Genie und dem gefangengehaltenen Kaspar zu einer so großen Einschränkung der Erfahrungswelt, daß sie in ihrem geistigen, emotionalen und spirituellen Wachstum zurückblieben. Sie unterscheiden sich somit in erheblichem Maße von Erwachsenen ohne Sprache und sind als Studienobjekte für verspäteten Spracherwerb kaum geeignet. Wir schreiben der Sprache eine sehr wichtige Rolle zu bei der Entwicklung von Moral, Persönlichkeit, geistiger Gesundheit und Intelligenz, doch die Unterschiede zwischen Menschen wie Ildefonso und sogenannten wilden Kindern stellen für uns eine Herausforderung dar, das, was uns wirklich unsere menschlichen Attribute verleiht, neu zu überdenken.

Ildefonso hatte ein Gespür für ethische Grundsätze und

äußerte Vorstellungen und Überzeugungen darüber, wie Menschen leben und miteinander umgehen sollten, wohingegen Victor offenbar jegliches Gefühl für Richtig oder Falsch vermissen ließ. Er nahm sich alles, was er wollte, ihm war jede Vorstellung von Eigentum offensichtlich fremd. Ildefonso dagegen stellte mir Fragen über Habgier, noch bevor er überhaupt die entsprechende Gebärde kannte, und betrachtete Habsucht als Fehlverhalten. Ein Egoismus, wie er von Victor überliefert ist, war bei ihm nicht vorhanden.
In vieler Hinsicht scheint mißbrauchten oder ausgesetzten Kindern ein Bewußtsein für sich und für ihr Verhältnis zu anderen Menschen zu fehlen. Shattuck beschreibt Victor folgendermaßen: »Er hatte existiert, ohne wirklich zu leben – ohne die Tatsache und das Wunder seines Lebendigseins zu erkennen. [...] Er war auf die schlimmste Art und Weise taub gewesen. Denn er konnte sich selbst nicht hören; er konnte sein Lebendigsein nicht hören.« Ildefonso wußte um sein Menschsein, auch wenn er nicht immer menschlich behandelt wurde; er hatte ein Bewußtsein seiner selbst. Eines seiner Wesensmerkmale, das mich von Anfang an in Bann zog, war sein starkes Bedürfnis, mit anderen Menschen in Kontakt zu treten und sich mitzuteilen – sogar ohne das Werkzeug der Sprache.

KAPITEL 15

Während ich über Victor las, wurde ich immer mehr darauf versessen, Ildefonso zu finden. Ich mußte einfach wissen, ob er weitere Fortschritte gemacht hatte. Also füllte ich den Kofferraum meines Wagens und machte mich auf den fast siebenhundert Kilometer langen Weg von San Francisco nach Südkalifornien. Ich suchte Dolmetscher, gehörlose Freunde, Lehrer und alle möglichen sonstigen Gebärdensprecher auf und erkundigte mich nach Sozialarbeitern sowie nach Sprachlehrprogrammen für Gehörlose und Kursen zur beruflichen Eingliederung, die eventuell auch für sprach- und gehörlose Erwachsene geeignet waren. Überall mußte ich erklären, daß unter »Sprachlosigkeit« das Fehlen sowohl gesprochener als auch gebärdeter Sprache zu verstehen sei. Kulturell Gehörlose ziehen aus Fragen hörender Menschen oft den Schluß, ihre Gebärden würden nicht als Sprache betrachtet. Kulturell gehörlose Kinder, bei denen die ganze Familie taub ist und die in der Regel die ASL gut beherrschen, werden von der Schule häufig als sprachlich eingeschränkt beurteilt. Das bedeutet aber meistens nur, daß der Lehrer das Lesen der Gebärdensprache nicht fließend beherrscht. Ich fragte auch jeden mit der Gemeinschaft der kulturell Gehörlosen in Verbindung stehenden Menschen, den ich traf, nach Ildefonso, Elena oder Juanita. Aber nach zahllosen Gesprächen und noch mehr gefahrenen Kilometern hatte ich noch immer keine Spur von

Ildefonso gefunden. Nichtsdestoweniger erwies sich die Reise als äußerst wertvoll für mich.
So lernte ich beispielsweise Robyn Natwick kennen, die eine Studie erstellt hat, in der sie zwei Erwachsene miteinander verglich, die beide ASL als erste Sprache lernten. Sie machte Videoaufzeichnungen und analysierte damit, welche linguistischen Veranlagungen beiden gemeinsam waren und worin sie sich unterschieden. Ich wurde auch mit einigen ehemals sprachlosen Schülern und deren Lehrern bekannt, die mir erzählten, wie sie Sprache lehrten beziehungsweise lernten und wie sich für die Schüler dadurch der Weg in die menschliche Gemeinschaft öffnete.*
Meine nächsten Telefonate und Gesprächstermine führten mich zu einem Bildungszentrum für Erwachsene mit einem großen Angebot für Gehörlose. Vielleicht konnte ich dort Neues über Ildefonso erfahren. Leider wußte niemand etwas, doch wurde ich in eine Klasse gebracht, die sehr jener glich, in der ich ihn kennengelernt hatte. Nichts hatte sich in den letzten zehn Jahren verändert: Was ich vorfand, war eine Klasse mehr oder weniger analphabetischer, gehörloser Erwachsener praktisch ohne jede schulische Bildung, von denen aber die meisten fast ein Leben lang zur Schule gegangen waren!
Ich konnte nachvollziehen, wie schwierig oder gar unmöglich es für Menschen ohne Sprache war, Informationen zu bekommen, aber was mich immer noch überraschte, waren kulturell gehörlose Erwachsene, die die Gebärdensprache beherrschten, denen aber trotzdem grundlegende Dinge unbekannt waren. Nachdem ich

* Einige dieser Geschichten sind im Nachwort erwähnt.

einige Eltern und Pfleger gehörloser Kinder kennengelernt hatte, wurde mir klar, daß dieses Problem zum Teil von übertriebener Fürsorge herrührte. Eltern, Lehrer und anderweitig Zuständige nehmen ihnen zuviel Verantwortung ab und machen es den Betroffenen damit unmöglich, selbständig zu werden. Ich erinnerte mich auch wieder an einen Dolmetscher in einem College, der die gehörlosen Studenten vor Flüchen und sonstigen deplazierten Bemerkungen des Dozenten bewahrte, indem er dessen Äußerungen abschwächte oder erst gar nicht übersetzte.

Jane Curtan, die Lehrerin in der Klasse, die ich besuchte, erklärte mir, ihren gehörlosen Schülern fehle die informelle Bildung, die für gewöhnlich zu Hause erworben wird, aufgrund der erschwerten Kommunikation mit ihren Eltern. So habe sie festgestellt, daß sich ihre Schüler mit Büchern langweilten, weil sie nicht verstehen konnten, wozu Schreiben überhaupt gut sei – sie hätten eben nie im Leben Geschichten erzählt bekommen, außer in der Gebärdensprache. Nur um der Geschichten willen habe sie dann angefangen, ihnen aus Büchern vorzulesen, und sie mit der Bibliothek vertraut gemacht. Zusammen mit der Bibliothekarin habe sie eine Führung gemacht und den Schülern erzählt, was man alles an Themen und Geschichten in Büchern finden könne, und sie vor allem auf Bücher verwiesen, in denen sie Antworten auf viele ihrer Fragen bekommen konnten. Die Schüler hätten erstaunt festgestellt, daß sie tatsächlich vieles aus Büchern lernen konnten, und einige hätten daraufhin begonnen, auf eigene Faust in die Bibliothek zu gehen.

In seinem Buch *Lessons in Laughter* weist Bernard Bragg, ein kulturell gehörloser Schauspieler und

Geschichtenerzähler, auf einen weiteren Grund für die mangelnde Bildung Gehörloser hin:

> [...] das traurige ist, daß heute immer noch enorm viel Zeit darauf verwendet wird, gehörlosen Kindern das (Laut-)Sprechen und Ablesen von den Lippen beizubringen, obwohl ihr Sprechen für das Ohr des Hörenden ohnehin undeutlich und zu unakzentuiert bleibt. Der Großteil dieser Zeit wäre besser genutzt, wenn man sie statt dessen gut im Lesen und Schreiben unterrichtete. Das ist einer der Gründe, weshalb gehörlose Kinder nicht so gut lesen und schreiben können wie ihre hörenden Altersgenossen.

Eines Morgens suchte ich nach dem Unterricht in Janes Klasse – in der fünf Schüler ohne Sprache waren – einige meiner gebärdensprechenden Bekannten auf. Keiner hatte von Ildefonso gehört, aber einer gab mir einen Rat: »Da ist jemand, der Gebärdensprache bei der Heilsarmee unterrichtet, L. Timmons. Der könnte etwas wissen. Er kennt einfach jeden.«
Ich fuhr zu Mr. Timmons' Arbeitsstelle. Auch er kannte Ildefonso nicht, dafür aber Elena, und er wußte auch, wo sie jetzt arbeitete. Ich bedankte mich und rief sofort bei ihrer Schule an. Doch zu spät; alle Lehrer hatten das Gebäude bereits verlassen. Ich mußte wieder nach San Francisco zurück, aber wenigstens hatte ich jetzt endlich eine Spur.
Nur mit Widerwillen sah ich der achtstündigen Fahrt entgegen. Ich mochte mich nicht damit abfinden, mich jetzt, wo ich so nahe daran war, Ildefonso zu finden, wieder Hunderte von Kilometern von ihm zu entfernen.

Doch ich hatte keine Wahl. Wieder zurück in der Gegend von San Francisco, sammelte ich weiter Informationen über Menschen ohne Sprache und ihre Lehrer. Jemand erzählte mir von einem Kurs in San Francisco, der sich speziell an Erwachsene richtete, die geistig behindert oder ohne Sprache waren. Nach ein paar weiteren Anrufen kam ich in Kontakt mit Alice Nemon und Holly Elliott vom *Independent Living Skills Laboratory* (etwa: Zentrum für selbstbestimmtes Leben) der San Francisco State University. In der kurzen Zeit, die es finanziell unterstützt wurde, half dieses Institut mindestens fünfundzwanzig Menschen, ihre erste Sprache zu erlernen. Ich hätte mir die Geschichten der beiden über Spracherwerb tagelang anhören können, aber zuerst wollte ich Ildefonso finden.

Endlich gelang es mir, Elena telefonisch zu erreichen. Sie war sehr überrascht, von mir zu hören, und wollte wissen, wo ich gewesen und wie es mir ergangen sei. Ich schilderte ihr kurz die für mich wichtigsten Ereignisse der vergangenen sieben Jahre, fragte, was bei ihr geschehen sei, und kam schließlich auf Ildefonso zu sprechen. Sie war mit ihm in Kontakt geblieben und wußte, wo er wohnte und arbeitete. Er sei jetzt Gärtner, erzählte sie, habe aber kein Telefon. Natürlich würde sie gerne dabei helfen, ein Treffen mit ihm zu arrangieren. Wir einigten uns auf eine ungefähre Zeitspanne, in der das Wiedersehen stattfinden sollte, und sie wollte sich bei Ildefonso erkundigen, wann ein Termin möglich sei. Ich bat sie, in der Zwischenzeit ein Geschenk für ihn zu besorgen, da er in der nächsten Woche Geburtstag hatte, und ihm meine Glückwünsche zu bestellen, verbunden mit der Hoffnung, daß wir uns bald treffen könnten. Als ich den Hörer wieder aufgelegt hatte, war ich so nervös, daß ich die ganze Zeit im Zimmer auf und ab gehen mußte. Ich versuchte, mir den neuen Ildefonso vorzustellen. Endlich hatte ich ihn gefunden! Am liebsten hätte ich mich sofort bei ihm gemeldet, aber selbst wenn er erreichbar gewesen wäre – einen Fernschreiber, der notwendig gewesen wäre, um ein Gespräch mit ihm zu führen, hatte ich nicht. Ich fragte mich, ob er mittlerweile wohl gut genug Englisch konnte, um per Fernschreiber kommunizieren zu können.

Dann erhielt ich von Freunden aus England eine Einladung, Weihnachten zusammen mit ihnen in ihrem Haus in Südkalifornien zu feiern, gar nicht weit von Ildefonsos Wohnort entfernt. Ich rief Elena an und schlug vor, daß wir uns dort treffen könnten. Sie war einverstanden, und so legten wir einen genauen Zeitpunkt fest.

Ich war sehr aufgeregt, als es endlich soweit war, und versuchte, meinen Freunden bei der Vorbereitung des großen Ereignisses unter anderem dadurch zu helfen, daß ich einen Schnellkurs in Gebärdensprache für sie machte. Jeder sollte sich vorstellen, die Gäste begrüßen und von dem Essen, das serviert wurde, »mehr« anbieten können. Michael, der Gastgeber, spezialisierte sich auf visuelle Fragen, malte mit seinen stark gewölbten Augenbrauen große Fragezeichen und machte mit großen, runden Augen den Punkt darunter. Doch den Preis für »Besten Gesichtsausdruck« gewann Violet, seine Mutter, eine pensionierte Lehrerin. Die größte Anfangsschwierigkeit beim Erlernen der Gebärdensprache allerdings ist es, den Gesichtsausdruck und die jeweilige Gebärde miteinander in Einklang zu bringen.

Als ich in der Einfahrt einen Wagen hörte, sprang ich auf und rannte hinaus. Ildefonso kam gerade um die Ecke gebogen. Wir verlangsamten beide unser Tempo und

gingen etwas scheu aufeinander zu. Zuerst begrüßten wir uns ganz formell und verkrampft, aber dann umarmten wir uns, und plötzlich schien die über die Jahre entstandene Distanz dahinzuschmelzen. Von diesem Augenblick an konnten wir den ganzen Tag lang nur noch lächeln.
Meine Freunde kamen, stellten sich wie Kinder, die nacheinander ihre Weihnachtsverschen aufsagen wollen, in eine Reihe nebeneinander und stellten sich mittels Fingeralphabet vor: A-n-n-a, J-a-n, M-i-c-h-a-e-l und V-i-o-l-e-t. Ich glaube, bis heute hat keiner von ihnen auch nur einen weiteren Buchstaben des Fingeralphabets gelernt.
Bevor wir uns dann alle im Wohnzimmer versammelten, nahm mich Ildefonso beiseite und rügte mich wegen des Weihnachtsgeschenks. Das wäre doch wirklich nicht nötig gewesen, meinte er und überreichte mir dann seinerseits ein Geschenk mit der Erklärung: »für Weihnachten«. Ich konnte nicht umhin, daran zu denken, wie er mich damals wegen des Burritos geschimpft hatte. Er wollte eben nicht, daß ich ihm mehr schenkte als er mir. Dann bat er mich, das Päckchen zu öffnen. Es war ein kleiner Karton mit englischen Seifen verschiedener Duftnoten. Ich sagte ihm, wie gut mir die Farben und Gerüche gefielen, und bedankte mich. Er strahlte.
Als ich Ildefonso zuschaute, wie er mit sicheren, flüssigen Bewegungen gebärdete, war ich mir über meine Empfindungen nicht ganz im klaren. Zuerst dachte ich, es seien fast elterliche Gefühle, die mich bewegten – aber nein, das war es nicht. Zu hart hatten wir gemeinsam gekämpft und uns verschworen gegen etwas Großes und Unbekanntes. Auch er schien sich, was unsere Beziehung anging, nicht sicher zu sein. Ab und zu fing er

an, eine Geschichte zu erzählen, als wollte er angeben und seiner Lehrerin zeigen, wie gut er jetzt gebärden konnte, aber jedesmal fing er sich wieder und machte aus der Geschichte eine beiläufige Bemerkung unter Freunden. Es ließ sich also keiner zu irgendwelchen Gefühlsausbrüchen hinreißen, und keiner behandelte den anderen als Unter- oder Überlegenen. In erster Linie wollten wir Freunde sein.

Ildefonso wollte etwas über England erfahren, also dolmetschten meine Freunde und ich einige Bemerkungen zu diesem Thema, bis Elena das Gespräch in die Hand nahm und von ihrer Englandreise zu erzählen begann. Da alle anderen ihr zuhörten, wandte Ildefonso sich jetzt mir zu. »Ich bin enttäuscht«, sagte er in der Gebärdensprache. »Als ich hörte, daß deine Freunde aus England seien, von so weit her, da habe ich gedacht, sie würden ganz anders aussehen; aber sie sehen genauso aus wie ihr alle.«

Und dann, als habe er plötzlich herausgefunden, weshalb, sagte er: »Die Geschichtsstunde...?« Ich nickte. Mehr brauchte er nicht zu sagen. »Ich weiß es noch«, fuhr er fort. »Wann immer es geht, suche ich einen Dolmetscher, der mir die Nachrichten im Fernsehen übersetzt. Es ist wichtig, zu wissen, was in der Welt geschieht. Ich verstehe nicht, weshalb es soviel Rauben und Morden und Krieg gibt, warum die Menschen dauernd darüber streiten, wem was gehört. Ich glaube, einige Leute sind habgierig, und sie wollen mehr, als sie brauchen. Ich möchte ein wenig Land und ein Haus, aber nur ein kleines, und nur ein bißchen Land, für einen eigenen Garten. Es gibt ja genug Land, damit jeder seinen eigenen Garten haben kann. Alle könnten zufrieden sein. Aber manche Leute wollen ungeheuer große Gär-

ten und riesige Häuser, und darum kämpfen und stehlen sie und kaufen alles Land auf, so daß die anderen nichts mehr haben können.«
Ich war sprachlos. Vier Monate lang hatte er sich vergebens bemüht, mir mitzuteilen, was er soeben in weniger als zwei Minuten ausgedrückt hatte. Ich versuchte, den sprach- und namenlosen Mann von damals, der mit verschränkten Armen dagesessen hatte, vor meinem geistigen Auge mit dem sich selbstsicher unterhaltenden Menschen hier im Wohnzimmer zusammenzubringen. Mit einem Nicken stimmte ich ihm zu und gebärdete »ja«; doch die einzige Bemerkung, die ich machen konnte, war, daß er die Gebärdensprache jetzt besser beherrschte als ich.
Ildefonso sah mich voller Wärme an und sagte: »Du – du weißt, wie ich früher war.« Er spielte unser erstes Treffen nach und stellte sich als hilflosen, unwissenden Tölpel dar, der die Hände vor das Gesicht hielt, kleine Nonsenszeichen machte und sie betrachtete, als wären sie mysteriöse Schlangen. Dann richtete er sich auf, fragte gebärdend: »Und jetzt?« und mimte einen gelassenen, intelligenten Gebärdensprecher. Ich mußte meinen Drink hinunterstürzen und mich für einen Augenblick hinter dem Glas verstecken, um meine Gefühlsaufwallung unter Kontrolle zu bekommen.
»Du gebärdest wunderschön«, brachte ich gerade noch heraus.
»Aber ich lerne immer noch«, antwortete er. »Ich will eigentlich noch viel mehr lernen, aber abends, nach der Arbeit, bin ich immer so müde. Natürlich habe ich viele neue Wörter gelernt: B-a-u-m, A-u-t-o, J-o-b...« Er sah sich im Zimmer um, zeigte auf die Tür, buchstabierte T-ü-r im Fingeralphabet und kommentierte: »Ich muß

unbedingt noch mehr lernen.« Es freute mich sehr, daß er alles daransetzte, unbekümmert zu wirken, mir andererseits aber doch unbedingt ein paar Wörter demonstrieren mußte als Beweis dafür, daß er nicht aufgehört hatte zu lernen.
»Weißt du noch, wie du mich fragtest, wo ich zur Apfelernte war?« wollte Ildefonso jetzt wissen. »Das war in New York.« Er hatte also damals meine Frage verstanden oder war zumindest später draufgekommen, aber da er keine Ortsnamen kannte, war es ihm nicht möglich gewesen, solche Fragen zu beantworten. Ich dachte damals, er sei wahrscheinlich im Staat Washington gewesen, und er hatte mein Raten einfach akzeptiert. Aber er erinnerte sich nicht nur an meine damalige Frage, sondern auch an meine falsche Vermutung, obwohl Namen wie »Washington« und »Indien« für ihn zu jener Zeit keinerlei Bedeutung gehabt haben konnten.
Michael bot ihm einen Drink an, doch er lehnte ab mit der Begründung, beim Apfelpflücken habe er die Erfahrung gemacht, daß Alkohol immer einherging mit Rowdytum und Ärger mit der Polizei. Damals habe er beschlossen, keinen Alkohol anzurühren. Nur ein einziges Mal, vor ein paar Jahren, hätten Freunde ihn zu einem »Margarita« überreden können, aber den beschwipsten Zustand danach habe er schrecklich gefunden. »Noch mal? Alkoholtrinken noch mal? Niemals, niemals«, sagte er zum Schluß.
Wir setzten unser Gespräch fort. Ildefonso äußerte sich sehr zufrieden und erzählte mir alle wichtigen Ereignisse, die seit unserem letzten Zusammensein in seinem Leben stattgefunden hatten. Er besaß jetzt eine Aufenthaltserlaubnis und war glücklich über seine sehr

schöne Arbeitsstelle in einem hübschen Privatkrankenhaus, wo er sich nicht nur um Gärten zu kümmern hatte, sondern selbst welche anlegte. Er begann, mir von einem seiner ersten und schönsten Aufträge zu erzählen, doch dann zögerte er schüchtern und blickte auf Elena. Sie verstand seinen Wink und beschrieb Ildefonsos Garten. Er hatte dafür selbst passende Kieselsteine, Treibholz, Muschelschalen und Ziersteine gesucht, alles zu seinem Arbeitsplatz transportiert und dort um eine Palme, einige Sträucher und eine Sonnenuhr arrangiert. Ildefonso konnte ein stolzes Lächeln nicht unterdrücken, als Elena in ASL sein Kunstwerk beschrieb. Sein Garten war aber nicht einfach nur ein Kunstwerk oder eine gut gelungene Arbeit – er war der Beweis dafür, daß er, Ildefonso, »dazugehörte«. Durch dieses Werk war er in die Welt eingetreten als ein neues Mitglied der großen menschlichen Familie. Er hatte nicht nur eine Aufenthaltserlaubnis und eine legale Arbeitsstelle, sondern wußte jetzt auch, was »legal« bedeutete und was seine Berufsbezeichnung besagte. Und er konnte einen Garten nicht nur anlegen, sondern ihm sogar einen Namen geben – ebenso wie er die Stadt und das Land benennen konnte, wo er sich befand, und sogar den Planeten, auf dem dieser Garten war.
Ich war den Tränen nahe, als ich Ildefonso zu seinem Garten beglückwünschte und ihn bald zu besuchen versprach. Er sagte in Gebärdensprache, es würde ihn sehr glücklich machen, wenn er mir den Garten zeigen dürfte, und wiederholte, daß ihm seine Arbeit großen Spaß mache. »Allerdings«, fügte er nach einer Pause hinzu, »ist es sehr einsam. Niemand dort spricht meine Sprache.«

KAPITEL 16

Ein paar Monate später durchquerte ich wieder einmal halb Kalifornien, um Ildefonso zu besuchen. Ich wollte nicht nur seinen Garten sehen, sondern vor allem mehr über seine Vergangenheit und sein Denken ohne Sprache erfahren. Als ich ankam, war er so sehr in seine Arbeit vertieft, daß er mich anfangs gar nicht bemerkte. Mit großer Sorgfalt deckte er gerade die Wurzeln einer Pflanze ab, so daß er nicht einmal mitbekam, wie ich ihm winkte; um ihn auf mich aufmerksam zu machen, mußte ich ihm auf die Schulter tippen. Da richtete er sich auf und starrte mich überrascht an.

»Wo kommst du denn her? Wo? Wo?« fragte er.

»Ich bin gekommen, weil ich deinen Felsengarten anschauen wollte. Ich habe ihn immer noch nicht gesehen. Wo ist er?«

»Geh durch die Doppeltür in den Innenhof. Dann siehst du ihn.« Er sah immer noch verblüfft drein.

»Ich bin gleich wieder da«, gebärdete ich schnell und entfernte mich. Ursprünglich waren in dem Garten nur eine große Palme, einige Farne, Sträucher und eine Sonnenuhr gewesen. Um diese Sonnenuhr herum und bis zur nahe gelegenen Grenze des Gartens hatte Ildefonso sehr schön weiße und dunkle Steine gruppiert und darauf große Muschelschalen und Treibholzstücke plaziert. Aber besonders faszinierte mich die peinlich genaue symmetrische Anordnung. Er hatte nur rechte Winkel gebildet, sowohl beim Anlegen der steinernen

Wege als auch bei der Plazierung des Treibholzes; und auch die Abalonemuscheln lagen in gleichmäßigen Abständen zwischen anderen Muscheln oder Treibholzstücken.
Ich erinnerte mich an eine Stelle in Dr. McKinneys Doktorarbeit, wo sie beschreibt, daß Joe einen beinahe leidenschaftlichen Eifer an den Tag legte, wenn er etwas als richtig und ordentlich erachtete. Einmal hatte er in seiner Wohnung für einige Reporter Kaffee gemacht, und als er die Untertassen nicht finden konnte, wurde er richtiggehend ärgerlich. Er hatte den Tisch sehr hübsch und ganz penibel gedeckt, doch er beharrte darauf, daß er ohne Untertassen keinen Kaffee servieren könne. Schließlich begnügte er sich mit flachen Schüsselchen, die er als Untertassen verwendete. In ihrem Buch *Das wilde Kind von Aveyron* beschreibt Harlan Lane, daß auch Victor ein Bedürfnis nach ritualistischer Ordnung entwickelte, nachdem er sozialisiert war.
Solange diese isolierten Kreaturen ihre Umwelt wenig oder gar nicht verstanden, konnten sie sich unter Ordnung nichts vorstellen. Doch sobald sie Erklärungen bekamen und Wissen erlangten, wurde Ordnung für sie zu etwas Machbarem, zu einer Fähigkeit, die sie entwikkeln konnten. Es muß einem Menschen ein herrliches Gefühl der Macht geben, wenn er beginnt, seine Umwelt zu organisieren und unter Kontrolle zu bringen, nachdem er zuvor ein Leben lang nur Chaos erfahren hat.
Als ich durch die Doppeltür zu Ildefonso zurückkam, blickte er auf. »Herrlich!« machte ich schon von weitem die Gebärde, »dein Garten ist einfach wunderschön.« Er lächelte schüchtern und gebärdete ein kleines »Dankeschön«.
Ich wollte meine erste Frage stellen, doch er unterbrach

mich und wollte wissen: »Wo? Wo bist du gewesen? Wo?« Zuerst mißverstand ich ihn und dachte, er würde seine anfängliche Frage wiederholen, nämlich woher ich kam, als ich so unvermutet auftauchte. Also versuchte ich zu erklären, daß er mich einfach nicht bemerkt hätte, aber er unterbrach mich und fragte wieder: »Wo bist du gewesen?« Und ergänzte: »Ich sah dich eines Tages, vor langer, langer Zeit, und dann verschwandest du. Dann tauchst du plötzlich wieder auf, und wir sehen uns wieder. Wo bist du die ganze Zeit über gewesen?«
Es war so viel geschehen seit damals, als ich Ildefonso an der Bushaltestelle getroffen hatte; ich wußte nicht, was ich ihm antworten sollte. »Nach dem Sommer, als wir uns trafen«, begann ich kurz zu erklären, »zogen John und ich an die Ostküste, wegen seiner medizinischen Ausbildung und meines Studiums. In den nächsten zwei Jahren verlor ich meinen Vater und meinen Mann. Ich ging zurück an die Westküste und begann ein neues Leben. Ich habe oft an dich gedacht, und dann bekam ich endlich eine Gelegenheit, nach dir zu suchen.«
»Dein Vater?« fragte Ildefonso.
»Ja, mein Vater ist gestorben«, antwortete ich. Ildefonso starrte lange auf die Gebärde für »tot« oder »sterben« und nickte wie ein mitfühlender Freund oder ein alter Mann, der ähnliche Geschichten schon oft gehört hat.
»Und jetzt? Was machst du jetzt? Wo lebst du?« fragte er weiter.
Ich erzählte ihm, daß ich in der Nähe von San Francisco wohnte und dabei sei, die Geschichte seiner erstaunlichen Reise ins Reich der Sprache, in sein neues Leben, aufzuschreiben. Es sei wichtig für mich, noch mehr von ihm zu erfahren, weil ich gerne weiterschreiben wollte,

obwohl es natürlich großartig wäre, wenn er seine Geschichte eines Tages selbst schreiben könnte. Ildefonso lächelte breit und erklärte, er müsse genug Geld sparen, damit er wieder zur Schule gehen könne. (*Genug* bedeutet in Ildefonsos Kultur nicht, daß es nur für ihn selber reichen muß, sondern schließt seine ganze Großfamilie mit ein; solange ein Bruder, ein Cousin oder ein guter Freund Unterstützung braucht, wird er weiterarbeiten.) Ja, er wolle wieder Englisch lernen und auch das Schreiben, aber das werde noch lange dauern. Ich solle also inzwischen die Geschichte aufschreiben. Ildefonso konnte zwar nicht ohne weiteres glauben, daß seine Erfahrungen in einem Buch veröffentlicht werden sollten, aber trotzdem schien ihm der Gedanke sehr zu gefallen. Er konnte Hunderte, vielleicht sogar tausend einzelne Wörter lesen, aber seine ASL-Grammatik gab ihm keinerlei Hinweis darauf, wie Wörter im Englischen aneinandergereiht werden. Die Welt des gedruckten Wortes blieb ihm immer noch verschlossen.

Ich erklärte ihm, daß es nach der Beendigung der Geschichte nicht mehr in meiner Macht liege zu bestimmen, wohin sie gelange oder wer sie lesen würde. Jedermann, sogar Menschen in fernen Erdteilen, könnten dann vielleicht von seiner Geschichte erfahren. Und ich sagte ihm, ich würde dafür Sorge tragen, daß er anonym und seine Privatsphäre gewahrt bliebe. Das gefiel ihm, doch war er erstaunt, daß etwas anderes überhaupt möglich sein könnte. Ich buchstabierte das Pseudonym, das ich für ihn benutzte, im Fingeralphabet, und er bat mich, es zu wiederholen. »In deiner Heimat ist das ein häufiger Name«, erklärte ich ihm. Er runzelte die Stirn und meinte: »Das ist wirklich ein komischer Name.« Ich mußte beinahe lachen. Den größten Teil seines Lebens hatte er schließlich nicht gewußt, daß es überhaupt Namen gab. Ich konnte mich noch genau daran erinnern, wie überrascht er geschaut hatte, als er seinen eigenen Namen zum erstenmal erfuhr. Und jetzt runzelte er die Stirn und lachte über einen neuen! Ich fragte mich, ob ihm vielleicht auch jetzt noch alle Namen ein bißchen komisch vorkamen.

»Ildefonso, könntest du mir helfen?« fragte ich ihn. »Was hast du gedacht, bevor du Sprache kennengelernt hast? Wie war dein Leben zu dieser Zeit?«

Er antwortete ohne Zögern, als hätte er diese Frage bereits erwartet: »Ich weiß noch, wie ich sehr jung war und mir zum erstenmal Wörter auf Papier oder in Büchern auffielen. Ich wußte nicht, was das war, aber ich war neugierig. Eines Tages sah ich Kinder mit Büchern die Straße hinunterlaufen. Sie waren so groß wie ich, und ich wußte, sie lernten, was in diesen Büchern war. Ich zeigte auf sie und bat meine Eltern, mich mitgehen zu lassen, mich dahin zu schicken, wo diese Kinder hingingen.« Den letzten Satz gestikulierte Ildefonso, um mir zu zeigen, wie er mit seinen Eltern kommuniziert hatte. Er ließ sich auf die Knie fallen und faltete die Hände wie zum Gebet – in katholischen Kirchen hatte er das sicher oft gesehen. Zuerst gebärdete er »bitte«, aber danach, beim Gestikulieren, machte er ein ganz flehentliches Gesicht.

»Bitte, bitte, ich will Bücher studieren. Ich will zur Schule gehen. Bitte« – er sagte zu mir in Gebärdensprache, was er seinen Eltern weder in Worten noch Zeichen hatte mitteilen können. »Wenn ich Wörter kenne, dann kann ich lernen, was in Büchern steht, dann könnte ich Autofahren lernen und Mathematik und Technik«, ereiferte er sich und flehte mich an, als wolle er es jetzt, da er seinen Wunsch formulieren konnte, auch bei seinen Eltern noch einmal versuchen und müsse dafür üben. »Meine Eltern waren dagegen, sie wollten mich nicht zur Schule gehen lassen. Sie sagten, ich sei dumm und ich könne nichts lernen.« Er zeigte weder Ärger noch Unmut, sondern erklärte, seine Eltern seien eben sehr arm gewesen und hätten ihn als Arbeitskraft gebraucht – und »Arbeitskraft« bedeutete, wie ich mich erinnerte, auch bettelnde Kinder.

Meine Frage, was und wie er gedacht hatte, beantwortete Ildefonso damit eigentlich nicht; er hatte einfach nur das starke Bedürfnis, mir diese Geschichte zu erzählen. Mir, und dadurch auch den Lesern meines Buches, wollte er mitteilen, daß er trotz seiner Unwissenheit immer den Wunsch gehegt hatte, etwas zu lernen. Ich wiederholte die Frage, was und wie er gedacht hatte, mehrere Male, auch später noch, doch seine Antwort war immer nur eine Beschreibung seines Schicksals und die Begründung, warum er unwissend geblieben war. Ich meinte, etwas Verlegenheit bei ihm wahrzunehmen oder den gleichen Selbsttadel, den er vor Jahren mit seinem »blöd ich« ausgedrückt hatte. Für ihn war es wichtiger, die Frustration und das Dunkel in seinem Leben mitzuteilen als das, was er gedacht hatte. Und wahrscheinlich konnte er sich auch gar nicht vorstellen, daß sich irgend jemand für sein Leben ohne Sprache interessieren sollte.

Zu der Zeit, als er um Schulbildung bettelte, hatte er keine Ahnung, was in Büchern stand; aber jetzt entschied er sich für Mathematik und Technik als Beispiele dafür, was er hätte lernen können. Ich fragte mich, ob die wenigen technischen Kenntnisse, die er sich hatte aneignen können, wohl seinen damaligen, kindlichen

Vorstellungen von den Schlüsseln, die in Wörtern und Büchern auf ihn warteten, am ehesten entsprachen; Schlüssel, die ihm all die Geheimnisse um ihn herum zugänglich machen konnten. Wäre er an einem Ort geboren worden, wo entsprechende Hilfsmittel greifbar gewesen wären, dann hätte aus diesem intelligenten und neugierigen Kind durchaus ein Techniker oder ein Wissenschaftler werden können anstatt eines Gärtners. Anschließend erzählte mir Ildefonso Geschichten über unsere einzige gemeinsame Freundin, Elena. »Wann ist das passiert?« unterbrach ich ihn an einer Stelle, um zu sehen, wie er jetzt Zeit ausdrückte. Er blickte an mir vorbei und dachte nach. »Wann?« fragte ich noch einmal. »Vor Wochen? Vor Monaten?«

»Vor einiger Zeit«, gebärdete er mit dem allgemeinen Zeichen für Vergangenheit. »Warte... Weihnachten, ja, ungefähr drei Wochen nach dem Weihnachten, an dem wir beide uns wiedersahen«, erinnerte er sich plötzlich. Er konnte also über Zeit sprechen, aber sie zu zählen war ihm immer noch fremd. Es war, als müßte er dazu von einer Kultur in eine andere überwechseln.

»Ich möchte dich ja nicht von deiner Arbeit abhalten, aber darf ich noch etwas fragen?« Ildefonso nickte. »Hattest du schon einmal Unterricht gehabt, bevor wir uns trafen?«

»Direkt bevor wir uns kennenlernten, war ich in einer Klasse, aber da wußte ich nie, worum es eigentlich ging. Ich saß immer nur da und beobachtete, wie die anderen arbeiteten und gebärdeten.« Ich wußte, Ildefonso war ein scharfer Beobachter, der vieles aus seiner Umgebung aufnahm; meine Vermutung war, daß er im Unterbewußtsein viele Informationen gespeichert hatte, die später an seiner Entdeckung der Sprache teilhatten.

»Laß uns doch diese Woche einmal abends zusammen essen gehen, da haben wir dann mehr Zeit zum Reden«, schlug ich vor.
»Ja, Dienstag wäre gut für mich«, willigte er mit flüssigen Gebärden ein. »Hier ist meine Adresse, da können wir uns treffen. Ich sehe zu, daß mein Bruder Mario auch kommen kann. Er ist jetzt in der Stadt, diese Woche hat er einen Job gefunden.«
»Ja gut, natürlich. Wann?« fragte ich. Es war mir sehr bewußt, wie schnell und wie viel wir inzwischen miteinander reden konnten.
Ildefonso zuckte mit den Schultern und meinte: »Mir ist es egal, wann.«
»Wie wär's mit sechs Uhr?« Wieder hob er nur die Schultern. Ich fragte mich, ob diese Gleichgültigkeit gegenüber der Uhrzeit mit seiner früheren Unwissenheit zusammenhing oder ob wir nur wieder einmal einen typischen Dialog zwischen »Anglos« und Mexikanern wiederholten. Jetzt fiel mir auch wieder ein, daß ich mich damals immer gefragt hatte, ob er wohl wie Ishi bleiben oder sich durch den Spracherwerb verändern würde. Ich war froh, daß er sich nicht ganz angepaßt hatte.
Ildefonso erklärte mir ausführlich, daß er es nicht hören würde, wenn ich an seine Tür klopfte. »Ich bin taub – ich kann nicht hören«, sagte er sehr ernst und meinte, ich solle einfach in seine Wohnung eintreten; die Tür sei nicht verschlossen. Zuerst war ich überrascht über die Ausführlichkeit, mit der er mir das schilderte, aber dann wurde mir rasch klar, daß er erst vor kurzem gelernt hatte, was ihn von anderen Menschen unterschied. Die Begriffe »Hören« und »Gehörlosigkeit« waren ihm zu der Zeit, als wir zusammen arbeiteten, noch nicht vermittelbar gewesen.

Ich verabschiedete mich, nicht ohne mich für mein schlechtes Gebärden zu entschuldigen.
»Aber nein, du gebärdest wirklich gut«, erwiderte Ildefonso. »Ich verstehe dich besser als so manchen meiner gehörlosen Freunde. Sie gebrauchen zuviel Englisch und Fingeralphabet, ich kann sie oft nicht verstehen.« Er bedankte sich für meinen Besuch, entschuldigte sich, weil er mich wegen seiner schmutzigen Arbeitskleidung nicht umarmen konnte, und wandte sich dann wieder seinen Pflanzen zu.
An diesem Abend erreichte meine durch das letzte Gespräch mit Ildefonso zusätzlich angestachelte Neugier den Höhepunkt. Wir konnten uns jetzt zwar schnell und flüssig unterhalten, aber für eine Beantwortung meiner vielen Fragen waren unsere beiden Treffen viel zu kurz gewesen; ich konnte jetzt einfach nicht mehr länger warten. Also rief ich Elena an, die mittlerweile schon seit einiger Zeit ziemlich eng mit Ildefonso befreundet war, und fragte sie nach ein paar Dingen aus seiner Vergangenheit.
Schon im Alter von fünf oder sechs Jahren mußte Ildefonso beim Hüten von Schafen und Ziegen helfen, Zuckerrohr pflanzen und ernten und, wie er mir mimisch erzählt hatte, betteln. Als er zehn war, schickten ihn seine Eltern nach Mexico City, wo er bei den Großeltern lebte. Dort verrichtete er jede Arbeit, die er bekommen konnte, und wenn er keinen Job hatte, ging er betteln. Die besten Stellen, die er hatte finden können, waren die in einer Hühnerschlachterei und in einer Fabrik für Flugzeugteile gewesen.
Ich fragte Elena, ob sie Ildefonsos Bruder kennengelernt habe, was sie bejahte. Auch Mario war gehörlos geboren worden, erklärte sie mir, und hatte nie eine

Sprache erlernt. Er behalf sich auch jetzt noch mit einem primitiven System von Gesten. Das war eine Offenbarung für mich. Ich hatte keine Ahnung gehabt, daß Ildefonso in seiner Kindheit einen ebenfalls gehörlosen Kameraden gehabt hatte. Die beiden mußten ein eigenes Zeichensystem miteinander entwickelt haben. Mario kennenzulernen würde einem Treffen mit zwei Ildefonsos gleichkommen – einem ohne und einem mit Sprache. Ich lud Elena ein, mit uns zum Essen zu gehen. Sie sagte zu, schlug aber einen besseren Treffpunkt vor als Ildefonsos Apartment und versicherte, sie würde den beiden Bescheid geben und mich am Dienstag um halb sieben treffen.

Am Dienstag abend wartete ich gespannt an der Kreuzung, die wir als Treffpunkt vereinbart hatten. Ich glaubte fast zu träumen. Zumindest waren mir Ildefonsos Integrität als Person und seine schnelle Auffassungsgabe jetzt nicht mehr so rätselhaft. Eine Freundschaft und die Möglichkeit zur Kommunikation mit einem Menschen, der das gleiche Schicksal mit einem teilte, konnten sehr wohl den entscheidenden Ausschlag dafür geben, ob man sich der Verzweiflung hingab oder aber die Hoffnung aufrechterhielt.

Elena stieg auf dem nächsten freien Parkplatz aus einem Wagen. Während wir auf Ildefonso und Mario warteten, unterhielten wir uns über den Zustand der Sprachlosigkeit und Ildefonsos verändertes Leben. Ich fragte sie, ob Ildefonso dazu tendiere, Wörter zu vergessen, die er nur selten benutze, und erwähnte, wie gebannt er auf die Gebärde für »sterben/tot« gestarrt hatte.

»Ab und zu vergißt er schon mal eine Gebärde, und dann muß man ihm die Bedeutung wieder in Erinnerung rufen, aber ›tot‹ oder ›sterben‹ hat er wahrscheinlich deshalb nicht erkannt, weil er dafür seine eigene Geste vorzieht.« Sie zeigte sie mir, und ich mußte zugeben, daß dieses Zeichen schöner, vor allem poetischer, war als die ASL-Gebärde. Gerade als sie ansetzte, mir noch mehr über dieses Zeichensystem zu erzählen, bog Ildefonsos Wagen um die Ecke. Wir gingen darauf zu.

Lächelnd kamen uns die beiden Männer entgegen. Ildefonso ging mit festem, entschlossenem Schritt, Mario dagegen wirkte sehr leichtfüßig und sorglos. Er war ganz offenkundig der jüngere Bruder, der den anderen ständig mit schelmischem Grinsen neckte. Elena und er umarmten sich, während er mich etwas schüchtern anblickte. Ich umarmte Ildefonso, und dann stellte mir Elena Mario vor, wobei sie eine eigenartige Gebärde benutzte, die ich nicht verstand. Später fand ich heraus, daß es ein Zeichen für »Freund« war. Es wurden keine Namen ausgetauscht; wir begrüßten uns per Handschlag.

Namen hatten für Mario keine Bedeutung, ebensowenig wie sie damals, als ich Ildefonso kennenlernte, für ihn eine gehabt hatten. Ildefonso erriet meine Gedanken und begann, Mario seine Namensgebärde beizubringen, der darob verdutzt schaute und sich Elena zuwandte. Sie zeigte auf jeden von uns und gebärdete dazu alle Namen einschließlich Marios. Wie ich auch, machte sie ihr Zeichen auf der Wange, aber mit einer etwas anderen Bewegung und Form. Dann zeigte sie Mario seine und Ildefonsos Namensgebärde, wiederholte sie noch einmal, und Mario nickte. Jetzt wandte sich Ildefonso seinem Bruder zu, und indem er Kinn und Hände nach oben bewegte und die Stirn runzelte, fragte er ihn, ob er verstehen würde. Mario nickte zur Bekräftigung noch einmal, doch Ildefonso wollte sichergehen. Der Reihe nach zeigte er auf jeden, wandte sich wieder an Mario und verlangte eine Antwort. Dieser deutete auf Ildefonso und gebärdete »Mario«, und dann zuckte er mit den Schultern, was heißen sollte, den Rest habe er vergessen. »Nein, nein«, sagte Ildefonso mit der in Mexiko dafür gebräuchlichen Geste – der Zeigefinger wird einfach hin und her bewegt – »Mario – du.« Er bestand darauf, die Lektion zu wiederholen, doch Mario grinste seinen fordernden Bruder nur an und zog ein paarmal die Schultern hoch.

Elena fragte Mario mimisch und mit einigen seltsamen Gebärden nach seinem neuen Job. Ich verstand das Gespräch fast vollständig, weil es zu mindestens 80 Prozent aus Mimik bestand. Mario beschrieb das Öffnen einer Tür, rieb sich wie in großer Kälte die Arme und mimte das Einräumen von Kartons, Kuchen oder sonst etwas Flachem in Regale, wobei er zu frieren schien. Ildefonsos Blick wanderte zwischen Mario und mir hin und her, und jedesmal, wenn er mich ansah, fragte er mit einem leicht selbstgefälligen Lächeln: »Verstehst du ihn?«

Jetzt wollte Elena wissen, welches Essen Ildefonso bevorzugte: Mexikanisch? Chinesisch? Italienisch? Doch dieser zuckte nur die Achseln und meinte, das sei ihm egal. Mario sah verwirrt drein; er verstand keine einzige Gebärde. Elena begann, ihm die verschiedenen Möglichkeiten, wo wir zum Essen gehen könnten, zu beschreiben, doch Ildefonso unterbrach sie. Er sah, daß sein Bruder nichts davon verstand, und erklärte nun seinerseits ihr, was Mario gern mochte. Schließlich kamen sie überein, es vielleicht mit vietnamesisch zu versuchen. Elena deutete auf ihren Mund, dann die Straße hinunter, und wir machten uns auf den Weg.

Das Restaurant war sehr elegant und exotisch eingerichtet: Weiße Leinentischtücher, verspiegelte Wände, Kletterpflanzen und frische Blumen überall. Ein Kellner in steifer weißer Weste führte uns zu einem Tisch und teilte große Speisekarten aus. Mario und Ildefonso starrten darauf und gaben vor zu lesen, bis der Ober wegging. Dann beschrieb Elena Mario mimisch verschiedene Gerichte, wobei ihr Ildefonso von Zeit zu Zeit half. Mario gab zu verstehen, daß sie etwas für ihn aussuchen sollte.

Ildefonso saß mir gegenüber und neben seinem Bruder. In Gebärden sagte er zu mir: »Paß auf; das ist wirklich ganz anders.« Dann wandte er sich Mario zu und forderte ihn auf zu gestikulieren, damit ich es beobachten konnte. Doch Mario verstand nicht, daß Ildefonso ihn dazu bringen wollte, ein Gespräch zu beginnen. Er versuchte herauszufinden, was Ildefonso meinte. »Später wirst du es sehen«, versicherte dieser mir.

Das Essen wurde serviert, und nachdem Mario angefangen hatte, sagte mir Ildefonso, dies sei das erste Mal, daß sein Bruder vietnamesisch esse. »So etwas hat er noch nie gegessen – noch niemals«, erklärte er. Dieser Satz freute mich besonders, da ich einmal den Versuch aufgegeben hatte, ihm die Bedeutung und den Gebrauch von *nie* beizubringen. Es erschien mir damals unmöglich. »Mein Bruder war arbeitslos«, fuhr er fort, »und deshalb ist er solche Genüsse nicht gewohnt.« Ildefonso schien stolz und glücklich darüber zu sein, daß sein Bruder in der Stadt war und er ihm »solche Genüsse« und sein neues Leben zeigen konnte.

Ich wandte mich Elena und Mario zu. Während ich aufmerksam ihre gestikulierte Unterhaltung beobachtete, bemerkte ich, daß Ildefonso mich im Blick behielt.

Unablässig sah er von den beiden ins Gespräch Vertieften immer wieder zu mir, wobei er ständig bereit schien, mir zu dolmetschen, falls ich etwas nicht verstehen sollte. Mario schilderte, wie ihm einmal jemand Marihuana gegeben hatte. Um die Wirkung zu demonstrieren, preßte er die Hände an den Kopf, schielte und streckte die Zunge heraus. Dann tat er so, als würde er sich den Kopf abreißen, zerdrückte seinen »imaginären« Kopf zwischen den Händen und schüttelte dabei den »echten«.

Die beiden wechselten das Thema; jetzt ging es um ein Kind. Ich hatte den Eindruck, Mario würde sich gedachte Ringe an die Finger stecken. Vielleicht sagte er gerade, er sei verheiratet, oder er bezog sich sonst irgendwie auf seine Frau. Ich unterbrach und fragte ihn mimisch, ob er Kinder habe. Da grinste er breit – entweder freute er sich, seine gute Nachricht anderen mitteilen zu können, oder er war glücklich, weil er meine gebärdete und gestikulierte Kommunikation verstanden hatte. Er hielt drei Finger hoch, und sein Grinsen wurde noch breiter. Elena hatte ein Foto von seinem ältesten Kind bei sich. Es war ein Sohn, der Ildefonso wirklich verblüffend ähnlich sah; auch Mario stimmte dem zu. Die Kinder waren alle sehr nett, und ich gebärdete »wunderbar«; das schien Mario zu verstehen. Jedenfalls nickte er begeistert. Ich fragte spaßeshalber, ob ich eines haben könnte, doch er schüttelte nur heftig den Kopf. Ob ich eines mit ihm teilen dürfte, gebärdete ich scherzhaft weiter. Jetzt blickte er schnell zu Ildefonso, weshalb ich die Gebärde erklärte, indem ich drei Finger der linken Hand hochhielt. Mit der rechten streichelte ich die Köpfe der drei gedachten »Kinder« und deutete auf meine drei Finger. Eines der Finger-Kinder gab ich

Elena, eines ihm, und das letzte behielt ich. »Teilen«, wiederholte ich. Mario lachte und protestierte zugleich. Dann legte er die Hände aufs Herz, beugte sich vornüber und machte ein trauriges, von Schmerzen gezeichnetes Gesicht, um schließlich wieder sein stolzes Lächeln aufzusetzen.

Ildefonso wirkte wie ein Regisseur, der ständig jeden Schauspieler im Auge behielt und jedes Gesicht genau studierte. Er übersetzte für mich und gab seinem Bruder Erklärungen. Immer wieder fragte er mich, ob ich diese Geste verstanden oder jenes Zeichen bemerkt habe. Er machte mich auch darauf aufmerksam, wie anders wir im Vergleich zu seinem Bruder kommunizierten.

Mario erzählte einen Witz. Ich verstand nicht viel, aber am Ende machte er einen klar verständlichen Laut. Die ganze Zeit hatte er Ildefonso für seine kunstgerechte Kommunikation bewundert, doch als Elena und ich diesem erklärten, was wir eben von Mario gehört hatten, war es jetzt Ildefonso, der voller Respekt seinen Bruder anschaute. Er sagte uns, Mario könne Laute hervorbringen, indem er Mundbewegungen imitiere und Schwingungen erzeuge. Auch er habe das eine Zeitlang geübt, sei damit aber nie sehr weit gekommen. »Mario kann das ziemlich gut«, fügte er stolz hinzu. Aber für beide, und für Mario noch mehr als für Ildefonso, bedeutete das nichts weiter als einen Trick, den man in Gesellschaft vorführen konnte.

Elena fragte Mario, ob er Zucker in den Tee wolle, aber er verstand sie nicht. Da hielt sich Ildefonso die Faust seitlich an den Mund, als halte er einen Stock, und machte dazu mit Mund und Zähnen eine Bewegung, als würde er nagen. Das verstand Mario auf Anhieb und schaute auf den Zucker. Ildefonso erklärte, daß sie in ihrer Jugend zusammen Zuckerrohr geerntet und in den Arbeitspausen immer welches gekaut hätten. Auf diese Art und Weise sei diese Geste ihr gemeinsames Zeichen für »Zucker« geworden.

Nach einer Weile klagte Ildefonso Elena gegenüber, daß ich kein vollständiges Bild davon bekäme, wie sie früher miteinander kommuniziert hätten. »Das ist nicht recht«, meinte er, »sie bekommt es nicht richtig mit.«

Der Kellner brachte die Rechnung, und Elena bestand darauf, uns einzuladen. Ildefonso gebärdete »vielen Dank«, stupste Mario an und wiederholte langsam noch ein an Elena gerichtetes »vielen Dank«, wobei er aber seinen Bruder ansah. Doch der starrte nur etwas verdutzt zurück; ich kannte diesen Blick zu gut. Ildefonso versuchte es noch einmal, doch Mario zeigte nur auf seine Stirn und deutete an, er habe »nicht viel im Kopf«. Diese Geste vergrößerte er dann etwas, bewegte sie von sich weg (bedeutete das etwa »vielleicht in Zukunft«?) und machte das »kleine Hirn« noch etwas größer. Zum Abschluß zuckte er die Achseln und hob in einer entschuldigenden, an Ildefonso gerichteten Gebärde die Arme hoch. Dieser zeigte ein für den älteren Bruder typisches, tadelndes Stirnrunzeln, aber für den Augenblick akzeptierte er diese Entschuldigung.

Dann wandte er sich noch einmal an Elena und wiederholte seine Klage von vorhin. Am liebsten wäre es ihm wohl gewesen, wenn er mir ein richtiges Video seiner Kinder- und Jugendjahre mit Mario hätte zeigen können. Er entschuldigte sich bei mir und erklärte, er könne nicht mehr so ausschließlich mit Gestik und Mimik kommunizieren, wie er es früher mit seinem Bruder gemacht habe. Dazu beherrsche er jetzt die ASL zu gut;

die Sprache hätte ihn und sein ganzes Denken verändert.

»Könntest du uns zu/nach – fahren?« fragte er Elena. Ich konnte die eine Gebärde nicht verstehen, aber noch ehe ich nachfragen konnte, waren wir schon auf der Autobahn, um etwas – oder jemanden – aufzusuchen.

Elena parkte hinter einem Restaurant, und wir folgten Ildefonso zur Hintertür. Er ging hinein und kam nach kurzer Zeit mit einem jungen Mann heraus, der uns mit einem Winken begrüßte. »Paß auf und schau zu«, sagte Ildefonso zu mir und begann, sich mit gestikulierenden Bewegungen mit dem jungen Mann zu unterhalten. Dieser blickte zuerst ihn an, dann Mario, und schließlich wieder Ildefonso. »Na los, sag doch etwas«, forderte dieser ihn auf – eine mimisch nicht einfach zu bewältigende Aufgabe. Der junge Mann verstand ihn nicht, und so verabschiedete sich Ildefonso und schickte sich an, zum Wagen zurückzugehen. Er wollte mir Kommunikation ohne Sprache demonstrieren. Es war ihm sehr wichtig, mir seine frühere gestische Kommunikation zu zeigen.

Im Wagen gebärdete Ildefonso vom Rücksitz aus etwas zu Elena, die ihn im Rückspiegel beobachtete. Da ich vorne neben ihr saß, konnte ich es nicht sehen, aber einen Augenblick später bemerkte ich, daß wir die Richtung geändert hatten. Wir fuhren jetzt nicht mehr zu der Kreuzung, an der wir unsere Autos geparkt hatten. Kurz darauf hielt Elena an, und wir gingen durch ein Wohnviertel mit vielen kleinen, eng aneinander gebauten Häusern. Ildefonso erklärte mir, er wolle nachsehen, ob einige seiner Freunde zu Hause seien, damit er mich ihnen vorstellen könne. Ich folgte ihm um die Ecke eines Hauses zu einer Tür, aus der helles Licht auf die Straße fiel. Als wir uns näherten, trat ein Mann heraus, der Ildefonso sofort erkannte. Er lächelte in das Haus hinein und deutete dabei auf uns. Jetzt erschienen drei Gesichter in der Tür, die uns neugierig ansahen. Ich war die einzige unbekannte Person, und deshalb musterten sie mich etwas ängstlich. Mit demselben Zeichen, das sie auf dem Parkplatz benutzt hatte, stellte mich Elena als ihre Freundin vor. Dann gingen wir alle in ein kleines Zimmer, in dem drei schmale Betten standen. Ich setzte mich auf das mittlere neben Elena, und im nächsten Augenblick bemerkte ich verblüfft, daß ich inmitten eines Raums voller Menschen ohne Sprache saß.

KAPITEL 17

Gebannt beobachtete ich stundenlang, wie sie sich mimisch unterhielten. Rechts von Elena saß ein schmächtiger Mann mittleren Alters mit drahtigen, durch jahrelange, harte Arbeit kräftig gewordenen Armen und einer Haut, die ein Leben in Wind und Sonne gegerbt hatte wie Leder. Die anderen blickten unverkennbar respektvoll zu ihm auf, und die Tatsache, daß er als einziger auf einem Stuhl saß, schien sein Ansehen noch zu unterstreichen. Auf dem Bett neben der Tür hatte der Jüngste Platz genommen. Er mochte vielleicht Anfang Zwanzig sein; mit seinem weichen, knabenhaften Gesicht und dem aufgeweckten Blick wirkte er aber eher wie ein Teenager. Rechts von ihm stand der anscheinend immer zu einem Grinsen aufgelegte Mario, und zwischen diesem und mir war Ildefonso, der wie ein Schiedsrichter alle im Auge hatte und jede Interaktion genau registrierte.

Mit ein wenig Hilfe von Elena und Ildefonso lernte ich die wenigen von allen gebrauchten Zeichen zu verstehen, die die Männer für sich entwickelt hatten. Aber sie benutzten im Lauf des ganzen Abends nur etwa ein Dutzend davon. Alle anderen Gesten wurden entweder spontan erfunden oder nur von einer Person angewandt. Jedes Zeichen, das sich die ganze Gruppe zu eigen machte, mußte in vielen verschiedenen Geschichten wiederholt und ausprobiert und von jedem einmal benutzt worden sein. Wenn die Gruppe bei einem Zei-

chen keine vollständige Übereinstimmung erreichte, wurde es verworfen oder nur von einer einzigen Person weiter gebraucht. Ich erkannte keine für die ganze Gruppe verbindliche Grammatik oder eine sonstige Struktur; vielmehr entwickelte jeder für sich ein eigenes System des Gedankenaustauschs. Und auch, wenn die Gruppe möglicherweise einen Gedanken oder ein Zeichen verstand, wurde er beziehungsweise es nie von einem anderen kopiert. Der junge Mann gebrauchte ein Zeichen mit einer einmal vor-, ein andermal rückwärts rollenden Bewegung, die ich zunächst als Zukunft und Vergangenheit deutete, aber damit hatte ich nicht ganz recht. Denn etwas später fand ich heraus, daß sich dieses Zeichen nicht direkt auf einen Zeitpunkt bezog, sondern innerhalb der Erzählung eine Funktion hatte, die man mit »schneller Vorlauf« beziehungsweise »Rücklauf« umschreiben könnte. Er sagte nicht: »ein Weilchen später«, sondern: »Die Geschichte geht (so) weiter.«
Ich war so begierig, nur ja nichts zu übersehen, daß ich nicht einmal zu blinzeln wagte. Mir war, als hätte mich eine Zeitmaschine in die Ära des Neandertalers versetzt, und ich hätte das Privileg, Zeuge der Entstehung von Sprache zu werden. Ganz bewußt speicherte ich jede Geste, jede Interaktion in meinem Gedächtnis. Jede zu beobachtende Bewegung war ein Experiment: Würde sie überleben und ein bleibendes Symbol werden oder aber noch in diesem »Gespräch« sterben? Würde die rollende Bewegung des jungen Mannes der Beginn eines Zeitbegriffes werden? Mir war, als würden die Anfänge des kollektiven Unbewußten vor meinen Augen lebendig.
Niemand hatte einen Namen. Das Bekanntmachen von Personen geschah in Form von Beschreibungen. So

stellte der ältere Mann den jüngsten mit der Geschichte vor, wie dessen Mutter starb, als er noch ein Baby war. Eigentlich war sein Name also die Beschreibung *Der Mutterlose.* Das erinnerte mich an Homers *Ilias*, in der Namen ebenfalls zweitrangig oder aber in Beschreibungen eingebettet sind. Die Hera heißt dort nicht einfach »Hera«, sondern »Hera mit den weißen Armen«.
In dieser Runde wurden viele Geschichten von Grenzübertritten und -patrouillen erzählt. Die spannendste handelte von einer Verfolgungsjagd mit Pferden. Dabei spielte der ältere Mann nicht nur sich selbst, wie er rannte und ihm der Schweiß in Strömen herunterlief, sondern auch den uniformierten, berittenen Beamten und das Pferd. Diese Menschen lebten praktisch ständig an der Schwelle zum Hunger. Ihre größte Sorge – als Individuen wie auch als Gruppe – war es, herauszufinden, wie sie auf der US-amerikanischen Seite der für sie so mysteriösen Grenze bleiben konnten, wo es Arbeit und Brot für sie und ihre Familien gab. Jede der Geschichten enthielt einen kleinen Anteil von Information darüber, wie man ins »Land der Weißen« kam oder sich der Ausweisung entziehen konnte. Keiner konnte zu den anderen sagen: »Stellt euch vor, was ich herausbekommen habe. Um legal über die Grenze zu kommen und hierbleiben zu können, muß man...« Statt dessen mußte eine Geschichte, die ein wichtiges Detail enthielt, immer und immer wieder erzählt werden, bis entweder jemand ihre Bedeutung verstand oder einer zumindest begriff, daß der Erzähler etwas Wichtiges mitzuteilen hatte. Jedenfalls hatten sie alle früher oder später die Entdeckung gemacht, daß gewisse kleine Karten gut waren, um »grüne Männer« abzuwehren. Sie zeigten mir ihre Kollektion; soweit ich mich erinnere, waren aber

nur eine oder zwei überhaupt gültig. Die anderen waren aus irgendwelchen Gründen falsch oder abgelaufen, aber alle wurden sie behandelt, als seien sie aus purem Gold. Bei einer der Geschichten über Verhaftung und Abschiebung wandte sich der Erzähler dem Jüngsten zu, der sich daraufhin die Zahl »1986« auf den Unterarm malte. Niemand, auch er selbst nicht, wußte, was das bedeutete, aber er war draufgekommen, daß es eine gute Antwort auf gewisse Fragen war. Er brachte drei verschiedene Jahre mit drei Ereignissen in Verbindung, die alle in Zusammenhang mit Grenzübertritten oder Verhaftungen standen, und dabei benutzte er in jedem passenden Moment stolz seinen Arm als »Schreibtafel«. Die anderen zeigten alle große Achtung und bewunderten sein Geschick.

Derselbe Mann schien auch die besten Rechenkenntnisse zu besitzen; er hatte die Addition erlernt. Es konnten zwar alle zählen, jedoch nicht so weit und so schnell wie der Jüngste. Sie hielten dazu die Hände mit ausgestreckten Fingern hoch; dann schoben sie beide Hände ein wenig vor und deuteten so »zehn« an. Anschließend drehten sie die Handflächen nach innen und schoben die Hände wieder nach vorne: Das war »zwanzig«; und so zählten sie, so weit eben jeder konnte. Ich fragte den Jüngsten nach seinem Alter. Ildefonsos Übersetzung nach lautete die Antwort: »Zehn-zwanzig-eins«.

»Nein, nein, nein«, korrigierte Ildefonso und gestikulierte: »Versuch es noch einmal.«

»Zehn-zwanzig-vier, nein, nein, zehn-zwanzig-fünf«, erklärte er jetzt halbherzig, und Ildefonso machte ein O.-k.-Zeichen. Ich fragte mich, ob Ildefonso ihm diese Antwort beigebracht hatte und ob er überhaupt eine Ahnung hatte, was er da zählte.

In ähnlicher Weise beschrieben sie auch die Zeigerstände einer Uhr anhand von zwei Zahlenpaaren: »Zehneins, sechs« zum Beispiel bedeutete »halb elf«. Keiner von ihnen wußte etwas über Stunden und Minuten, oder warum »halb elf« jeden Tag zweimal vorkam; doch sie hatten es fertiggebracht, die Zeiten ihres jeweiligen Arbeitsbeginns mit Hilfe des entsprechenden Zeigerstands zu ermitteln, den sie sich auf diese Weise merkten. Ein Freund, dem ich diese Geschichte später erzählte, vermutete, daß die Idee der Zahl wohl einfacher und eingängiger sein müsse als andere Vorstellungen oder Begriffe, da wir alle sozusagen mit einem »Instrumentarium« zum Zählen an unseren Händen geboren werden.

Jetzt beschrieben die Männer das Leben in ihren Dörfern im mexikanischen Oaxaca. Es wurden verschiedene Ereignisse und Personen dargestellt. Einer begann, etwas oder jemanden zu beschreiben mit den Worten: »Weißt du/wißt ihr noch, als...« Ein anderer mußte die Geschichte wiederholen und ein paar Details hinzufügen, um zu zeigen, daß er richtig verstanden hatte. Sie klagten über die harte Arbeit, die sie in Mexiko hatten verrichten müssen. Der ältere Mann haßte das Pflügen und begann mit einer Schilderung, wie er mit Ochsen umgehen mußte. Ildefonso unterbrach ihn und schlug eine bessere Beschreibung für die Ochsen und das Joch vor, und dann fuhr der ältere mit seiner Geschichte fort. »Hier, gut«, sagte er am Ende, indem er zur Erde deutete und das allgemeine, auch von Hörenden verwendete O.-k.-Zeichen machte. Er zeigte, wie sein Rücken beim Pflügen schmerzte, und wiederholte, daß es auf dieser Seite der Grenze viel besser sei. Ich fragte Ildefonso, wie viele der Männer aus demselben Dorf stammten und wie viele Gehörlose es in ihrem Kreis von Freunden und Verwandten gebe. Ein jeder zollte Ildefonso größten Respekt; daß er Sprache erlernt hatte, war für sie kaum faßbar. Natürlich konnten sie Sprache nicht erkennen, aber was sie erkannten, war, daß Ildefonso mit »Outsidern« kommunizieren konnte – sogar mit Leuten, die auch ohne Hände sprechen konnten, wie Elena und ich. Sie betrachteten ihn als Genie und behandelten ihn mit Hochachtung; durch seine herausragende Fähigkeit, sich mitzuteilen, hatte er eine Führungsrolle in der Gruppe erlangt.

Ildefonso wandte sich an die Gruppe mit der Frage, wie viele Menschen im Dorf so seien wie sie. Das machte er, indem er jede Person beschrieb, an die er sich erinnern konnte, die Anwesenden eingeschlossen, bis jemand ihn verstand und ein oder zwei Personen zusätzlich nannte. Auf diese Weise zählten sie nach und nach ungefähr neun Personen auf, von denen die meisten im gleichen Dorf oder in dessen Nähe lebten.

Vom Alter her waren sie sehr verschieden, und wegen ihrer Armut und der ständigen drängenden Notwendigkeit, zu arbeiten oder eine Anstellung zu finden, konnten sie nicht viel gemeinsam unternehmen und nur unregelmäßig zusammenkommen. Das galt sogar für Ildefonso und seinen Bruder: Sie waren mit einem Altersunterschied von etwa sieben Jahren aufgewachsen, und später wurden sie durch Ildefonsos verschiedene Jobs voneinander getrennt. Das führte dazu, daß sie nie Gelegenheit hatten, ihre gestische Kommunikation so weit zu entwickeln, wie wir es von anderen gehörlosen Kindern kennen. Aber was ihnen an Vokabular und sprachlicher Struktur fehlte, versuchten sie durch eine um so größere Vielfalt an schauspielerischem Können und zahlreiche Variationen ihres Gesichtsausdrucks wettzumachen. Ihr Repertoire an gemimten Geschichten schien endlos zu sein.

Der Jüngste war als nächster dran und begann mit der Beschreibung einer Reise im Flugzeug. Seine Geschichte wurde mit größtem Interesse verfolgt. Da es für diese Menschen schon schwierig genug ist, regelmäßig zu essen zu bekommen, ist eine Flugreise für sie ein wahrhaft seltenes Abenteuer. Am Anfang streckte der Erzähler die Arme aus und wurde zum Flugzeug, das mit Holpern und Stößen startete. Dann zeigte er mit der Hand, wie es hoch in den Himmel stieg und immer kleiner wurde. Als nächstes saß er als Passagier bequem im Sessel und beobachtete, wie die Erde und ihre Bewohner allmählich die Größe von Spielzeug und kleinen Figuren annahmen. Er schaute auf, und neben ihm stand eine Frau und wartete darauf, ihn zu bedienen. Die Welt lag ihm zu Füßen, und an seiner Seite war eine Dienerin: Er fühlte sich wie ein König in diesem Luxus. Und so viele Details und Wiederholungen er auch bringen mochte, die Faszination seiner Zuhörer ließ keinen Augenblick nach. Ich war überzeugt, daß er für seine großartige Geschichte noch über Jahre hinaus Applaus ernten würde.

Später am Abend beschrieb der Älteste, wie seine Frau immer nur Mädchen zur Welt gebracht hatte. Immer wieder betete er um einen Jungen, aber bei der nächsten Geburt war es stets ein Mädchen. Er spielte einen niedergeschlagenen, deprimierten Mann, der mit seinen Freunden ausgeht, um zu trinken und im Alkohol Trost zu suchen, und mimte einen Betrunkenen. Am Ende seiner Geschichte »ernüchterte« er sich wieder und lachte schelmisch. Seine Erzählung machte deutlich, daß er ohne jegliche Sprache gewisse Einstellungen und Gepflogenheiten seiner Kultur übernommen hatte, vom Niederknien zum Gebet mit gefalteten Händen bis hin zum »Ertränken« von Kummer und Sorgen in einer Bar. Als nächstes wurde eine Reise ins Gebirge geschildert, in die Region des ewigen Schnees – eine Substanz, die sich ein Einwohner Südmexikos kaum vorstellen kann. Dann folgte eine Geschichte speziell für mich, in der davon berichtet wurde, wie Elena einmal eine Maispastete mit extra scharfen Peperoni aß und danach literweise Wasser trinken mußte. Alle lachten besonders herzlich, als sie sich an diesen Vorfall erinnerten.

Und so gingen die Erzählungen schier endlos weiter, sie handelten von verschiedenen Jobs, einem Mord, bei dem einer der Männer Zeuge war, ihren lustigen Verwandten, und dazwischen wurde immer wieder einmal ein Vorfall an der Grenze erwähnt.

Ihre Fähigkeit, ohne Sprache zu kommunizieren, erstaunte mich. Geschichten aus der Vergangenheit zu erzählen und sich gegenseitig ähnliche oder gemeinsame Erlebnisse wieder ins Gedächtnis zu rufen, ist schließlich mehr als nur ein oberflächlicher Zeitvertreib. Ihre gemimten Parodien vermittelten ihnen das einzige Gemeinschaftsgefühl, das sie je erfahren konnten; und das Erzählen von Geschichten war ihre hauptsächliche Unterhaltung und wichtigste Bildungsquelle. Wie die alten Griechen die Sage vom Trojanischen Krieg wieder und wieder erzählten und so ihre Sprache und Geschichte lebendig erhielten, so wiederholten auch Ildefonsos Freunde ständig ihre Erzählungen, um ihrerseits Geschichte und Identität zu formen.

Für eine Gruppe ohne Sprache sind Wiederholung und aktive Teilnahme der Mitglieder am Gruppenprozeß noch wichtiger als für die Griechen damals oder für Gebärdensprachgemeinschaften von heute, die versuchen, ihre Sprache am Leben zu erhalten. Denn sie geben kein Erbe weiter; sie erschaffen Sprache neu. Um das gegenseitige Verstehen zu gewährleisten, müssen die meisten Details, und vor allem ihre zeitliche Abfolge, von allen erinnert werden, da sie ihre Erzählungen ja nur in der Gegenwart darstellen können. Jeder einzelne Satz und jede Ausdrucksform ist ebenso bedeutend wie die darin enthaltene Information und wird von Erzähler und Zuhörern gemeinsam sorgfältig untersucht. Die aus der Gesellschaft ausgegrenzten Taubstummen aus Oaxaca hatten zueinandergefunden, obwohl ihnen weder Bildung noch Ermutigung von irgendeiner Seite zuteil geworden waren, und hatten gemeinsam individuelle und kollektive Geschichte gestaltet. Vor Beginn dieses bewußten Lebens gab es für sie keine Vergangenheit; sie waren eine erste Generation, die sich eine eigene Sprache und Kultur erschuf, ganz ähnlich wie es unsere vorgeschichtlichen Ahnen getan haben müssen. Ihr Repertoire an Geschichten umfaßte Jahrzehnte und Tausende von Kilometern, es enthielt ein riesiges Aufgebot an Personen und Figuren, und es war der Schlüssel zu ihrem Überleben. Gebannt saß ich da: ein Zuschauer bei der Evolution von Sprache.

Mein ehrfürchtiges Staunen nahm noch zu mit jeder Geschichte, jedem Detail, das ich in einem Gesicht, einem Drehen der Finger oder einer genau zum richtigen Zeitpunkt ausgeführten Veränderung der Körperhaltung registrierte. Einer nach dem andern betraten die Männer die Bühne – die Raummitte – und stellten Ereignisse aus ihrem Leben dar: den Stierkampf in Mexico City; eine tragische Dürre, die die elterliche

Farm vernichtete; die wiederholten Verhaftungen durch die Grenzpolizei. Ich hätte ihren gemimten Gesprächen die ganze Nacht lang zusehen können. Ildefonso war stolz auf seine Freunde ohne Sprache, und es freute ihn, daß ich so fasziniert von ihnen war. Er stand neben mir und beobachtete abwechselnd mich und die Erzähler. Immer wieder stupste er mich an und fragte: »Verstehst du? Kannst du diese Gesten verstehen?« Sein Blick wanderte zu seinem Bruder und seinen Freunden, dorthin, wo er zuvor gestanden hatte, und wieder zu mir. Er war ernst und sachlich – denn hier war er der Direktor, der Dirigent, der den Rhythmus bestimmte und die Vorstellung leitete. Hin und her ging sein Blick, von meinen Augen zu den Erzählern, er maß meine Reaktionen ebenso wie ihre Darbietungen. »Siehst du? Siehst du? Hast du das gesehen? Schau doch nur!« Unablässig dirigierte er meine Aufmerksamkeit, damit ich keine Bewegung verpaßte. Jetzt war der Zeitpunkt gekommen, Antwort zu geben auf all jene nicht beantworteten Fragen, die ich vor Jahren gestellt hatte. Er wollte mich wissen lassen, wer er gewesen war, wie er gelebt hatte, und er wollte mir seinesgleichen zeigen, sein Leben in seiner Gemeinschaft. Er wußte, wer er jetzt war, und er wußte, daß das, was er erreicht hatte, nur angemessen gewürdigt werden konnte, wenn man seine Anfänge kannte.

»Da! Siehst du? Hast du das gesehen? Es ist so anders, so anders, es ist vollkommen anders«, gebärdete er immer wieder. Er sah seine Freunde an, die über den mysteriösen Abgrund hinweg, den er überwunden hatte, seinen Blick erwiderten. Die Arme zur Gebärde für »anders« erhoben, stand er da; eine Hand zeigte über meinen Kopf, auf die Welt der Sprache; die andere deutete quer durch das Zimmer auf seine Freunde. Ildefonso, der Dirigent, stand zwischen der Kakophonie des Stimmens der Instrumente vor dem Konzert und dem Beginn der Musik. Seine Hände verharrten in ihrer Gebärde wie ein sichtbarer Widerhall, ein Flüstern in Ehrfurcht – »anders«.

Nachwort

Ildefonso ist nicht allein. Es gibt nicht nur die wenigen »wilden« oder mißbrauchten sprachlosen Kinder, die hie und da aufgefunden wurden und werden, sondern auch Hunderte von sprach- und gehörlosen Erwachsenen, denen meist keine oder nur sehr wenig Aufmerksamkeit zuteil wird. Ich möchte hier noch von anderen Menschen berichten, die ihren Weg aus der Namenlosigkeit in die Welt der Sprache fanden, sowie von den Erkenntnissen einiger ihrer Lehrer.

Unsere Bibliotheken können uns zwar praktisch keine Informationen über sprach- und gehörlose Erwachsene zur Verfügung stellen, doch das *Peace Corps* schickte sogar jemanden nach Übersee, um nach solchen Menschen zu suchen. Don Breidenthal, einer der Lehrer, die ich in Los Angeles kennenlernte, fuhr im Auftrag dieser Institution auf die Philippinen, um dort Gehörlose ausfindig zu machen und zu unterrichten, die keinerlei Schulbildung genossen und auf verschiedenen Inseln isoliert gelebt hatten. Die Menschen, die er antraf, konnten sich weder sprachlich noch gestisch ausdrücken und zeigten auch keine Erwartungen, etwas lernen zu können. Doch alle seiner fünfzehn Schüler über achtzehn Jahre erlernten Sprache – bis auf einen, einen Kokosnußverkäufer, der herausgefunden hatte, daß die Leute seine Nüsse kauften, weil er »anders« war. Er wollte sich nicht ändern, weil er fürchtete, seine Einkommensquelle zu verlieren. »Wie jedes andere Lernen kann auch das Erlernen von Sprache nur in Verbindung mit menschlichen Bedürfnissen und Wünschen sowie den jeweiligen Zielvorstellungen des Lernenden zum Erfolg führen«, sagte Don zu mir in der Gebärdensprache. »Jeder Mensch lernt, was ihm wichtig ist und was er braucht.« Daraus schloß Don, daß es für den Lehrer das Wichtigste war, dem Schüler deutlich zu machen, daß er Sprache lernen *konnte*.

Sie brauchen Nähe – physische Nähe, mit Augenkontakt – und Gelegenheiten, Sprache zu benutzen. In der Schule in Los Angeles pflegte ich die Pausen mit ihnen [den Schülern] zu verbringen, anstatt mich ins Lehrerzimmer zurückzuziehen. Da waren wir dann immer wie eine Familie und verwendeten Sprache ohne die Beschränkungen der Schüler-Lehrer-Rollen und die einengende Umgebung des Klassenzimmers. Ich konnte zum Beispiel sagen: »Ich bin gehörlos, genau wie du.« Sie vertrauten mir und sahen mich als einen der Ihren, der Sprache benutzte. Die Schüler profitieren davon, wenn die Lehrer auch außerhalb des Klassenzimmers Kontakt zu ihnen halten.
Einmal wurde ein Schüler zum Direktor zitiert und gefragt: »Warum lernst [im Sinne von: tust] du nicht, was die Lehrerin dir sagt?«
»Weil die Lehrerin mich nicht leiden kann«, lautete die prompte Antwort.
»Was? Warum sagst du das?«
»Sehen Sie sich ihr Gesicht an!«
Ich wußte, was der Schüler meinte. Er sah das, was sie sagte, nicht in ihren Gebärden. Er sah vielmehr

den mißbilligenden, harten Ausdruck in ihrem Gesicht. Die Schüler brauchen einfach Kontakt und Nähe, bevor sie irgendeinen Nutzen in der Sprache erkennen können.

Später ging Don nach Jamaika und arbeitete dort mit analphabetischen gehörlosen Erwachsenen, und zwar sowohl in beruflichen Bildungsprogrammen wie auch als Lehrer für Kommunikation. Anstelle isolierter, auf verschiedenen Inseln aufgewachsener Einzelpersonen traf er hier auf eine Gemeinschaft, die fließend in einer eigenen Gebärdensprache kommunizierte. Die meisten dieser Menschen konnten weder lesen noch schreiben oder rechnen, obwohl fast alle bis zum achtzehnten Lebensjahr die Schule besucht hatten. Jamaika hatte von den Engländern eine Internatsschule für Gehörlose übernommen, in der ausschließlich das Ablesen von den Lippen praktiziert wurde. Gesten und Gebärden waren verboten, da die Lehrer glaubten, sie würden das Erlernen des Sprechens und Lesens behindern. Schüler, die ein wenig hörten, oder solche, die erst nach einigen Jahren taub geworden waren, hatten in dieser Schule Erfolg. Von Geburt an Gehörlose jedoch konnten, von einigen wenigen glücklichen Ausnahmen abgesehen, unter diesen Bedingungen nichts erreichen; sie lernten nur sehr wenig oder gar keine Sprache.
»Wie konnten sie eine Sprache entwickeln«, fragte ich Don, »wenn es deinen Filipinos nicht gelang?«
»Es war die Waschfrau«, antwortete er. Generationen gehörloser Schüler durchliefen diese Schule, und es wurden später immer ein paar von ihnen als Hausmeister, Köche oder Aushilfskräfte angestellt. Von diesen erwachsenen Zeichensprechern lernten die Schüler

Gebärden und Grammatik, und jede neue Schülergeneration fügte ihr eigenes Vokabular und ihre Redewendungen hinzu. Für die Gruppe, die Don kennengelernt hatte, war die Wäscherin der wichtigste Gebärdenlehrer gewesen; diese Frau hatte sie alle vor der Sprachlosigkeit gerettet.
Don reflektierte die Erfahrungen, die er zu Hause und im Ausland gemacht hatte, und dachte über seine Fähigkeiten als Lehrer nach. »Ich kannte überhaupt keine Theorien«, meinte er, »ich bin einfach nur so dazugestoßen und habe von den Schülern gelernt. Man muß wissen, was in ihren Köpfen vorgeht. Einmal habe ich ein paar Schülern den Magen beschrieben und wollte ihnen einige anatomische Dinge erklären. Aber sie wurden ärgerlich und fragten: »Körper, zerteilen, warum?« Sie dachten nur an Zerstückelung.«
Seine Fähigkeit zu erraten, was seine Schüler wollten, half ihm später, als er eine junge vietnamesische Gehörlose kennenlernte, die fast ihre gesamte Familie bei der Flucht mit einem Boot verloren hatte. Sie hatte keine Sprache, und alle Kommunikationsversuche schlugen fehl, bis Don sie mimisch und mit Hilfe von Bildern zu ihren Erfahrungen auf dem Boot befragte. Da antwortete sie sehr detailliert mit einer gestikulierten Erzählung, und auf dieser gelungenen Kommunikation aufbauend, konnte sie schließlich ihre erste Sprache erlernen.

Jane Curtan war die Lehrerin, die ich bei meinem Versuch, Ildefonso wiederzufinden, kennenlernte, und zwar in der Klasse, die der von Ildefonso so ähnlich gewesen war. Neben zwanzig gehörlosen Schülern unterrichtete sie auch noch zwei blinde und gehörlose

Männer und fünf Erwachsene ohne Sprache. Eine pädagogische Assistentin, die fünf Jahre lang in einem Bildungszentrum für Erwachsene gearbeitet hatte, erzählte mir, sie habe jedes Jahr fünf bis zehn Schüler ohne Sprache gehabt. Obwohl sich das Jahr für Jahr wiederholte, wurde nie ein spezielles Unterrichtsprogramm für sie ausgearbeitet oder Lehrmaterial entwikkelt. Schüler ohne Sprache wurden als hoffnungslose Fälle abgetan, und deshalb übergab man sie in der Regel der Obhut einer Assistentin; doch Jane beschloß, die fünf selbst zu unterrichten.

Als ich ihr kurz von Ildefonso und meinem Plan erzählte, über meine Erfahrungen mit ihm zu schreiben, sagte sie gleich ganz aufgeregt: »Dann könnte es ja sein, daß sich endlich einmal jemand für dieses Thema interessiert; für diese Menschen ist doch wirklich noch rein gar nichts getan worden!« An ihrem ersten Unterrichtstag hatte Jane entsetzt festgestellt, daß sie fünf erwachsene Schüler ohne Sprache in der Klasse und keine Ahnung hatte, wie sie mit dieser Gruppe zurechtkommen sollte. Trotzdem war sie mit ihrem Studium über den verspäteten Spracherwerb gehörloser Kinder und ihren Unterrichtserfahrungen mit älteren gehörlosen Kindern besser vorbereitet, als ich es gewesen war. Sie begann also, die fünf entsprechend den Kenntnissen zu unterrichten, die sie sich über gehörlose Kinder angeeignet hatte. Doch gleich zu Anfang mußte sie ihre Lehrmethode umstellen und nach neuem Unterrichtsmaterial Ausschau halten – ihre bisherigen Erfahrungen und Kenntnisse erwiesen sich für die ganz andersartigen Bedürfnisse und Probleme dieser Erwachsenen als völlig unbrauchbar.

Ohne pädagogische oder didaktische Hilfsmittel begann

Jane, der Gruppe grundlegende Gebärden beizubringen, wobei sie ständig beobachtete, intensiv zuhörte und auf Fortschritte hoffte. In den Pausen verteilte sich die Klasse auf verschiedene Flure und die Cafeteria, nur die fünf blieben immer zusammen. Sie gingen gewöhnlich nur in den ersten Flur, und dort setzten sie sich alle zusammen auf eine Bank und starrten geradeaus, bis die Pause zu Ende war. Als Jane entdeckte, daß sie nicht einmal anhand von Gesten kommunizieren konnten, beschlichen sie Zweifel, ob ihnen der Durchbruch zur Sprache jemals gelingen würde. Im Unterricht imitierten sie die Gebärden, die sie ihnen zeigte, benutzten sie aber nie von sich aus. Solche Zeichen hatten für sie offenbar weder Sinn noch Zweck.

»Stuhl«, »Tisch« oder »Papier« waren rein mechanische Reaktionen, welche erfolgten, wenn die Lehrerin auf die entsprechenden Gegenstände deutete. Den Nutzen von Namen und Begriffen jedoch konnten sie nicht erkennen. Jane wußte nicht, wie sie den fünfen die Bedeutung der Symbole, die sie mit ihnen übte, vermitteln konnte.

»Nach zwei Wochen fiel mir dann endlich auf, daß Adam neben Katy und Lee neben Maria saß«, erzählte sie. »Ich bemerkte auch, daß sie sich verstohlene Blicke zuwarfen. Und dann begannen sie, kleine Zettel mit Zeichnungen auszutauschen. Ich glaube, Adam fing damit an, und Lee dachte wohl, das sei eine gute Idee. Ich habe mir diese Zettel nie angeschaut, weil ich das Gefühl hatte, daß sie eine private Angelegenheit waren, aber daß Bilder darauf waren, das habe ich gesehen.«

Kurze Zeit später begannen sie, untereinander gestische Zeichen auszutauschen. So einfach diese auch waren, stellten sie doch eine formalisierte Kommunikation dar. »Die Pausen wurden von da an zu richtigen

Gesprächsrunden, und ich mußte sie geradezu ins Klassenzimmer zurücktreiben. [...] Mir scheint, die Liebe kann für Erwachsene beim Erlernen von Kommunikation eine große Rolle spielen«, bemerkte Jane schmunzelnd.
»War es nicht aufregend für dich, ihnen nach so vielen Jahren der Einsamkeit die Welt zu erschließen?« wollte ich wissen.
»Nein«, erwiderte sie zu meiner Überraschung, »es hat ewig gedauert, bis sie anfingen, Fragen zu stellen.«
Ich erzählte ihr, mit welch großer Ungeduld Ildefonso alles hatte wissen und in Erfahrung bringen wollen, und fragte, warum ihre Schüler so passiv gewesen wären. Die Antwort kam wie aus der Pistole geschossen: »Erfahrungen.« Diejenigen, die in Verhältnissen aufgewachsen waren, wo sie Schutz und Fürsorge genossen, hatten keine Fragen. Die anderen hingegen, die sich den Frustrationen und Problemen des Lebens hatten stellen müssen, wie zum Beispiel Ildefonso, fragten um so mehr. Janes ältester und am meisten vom Leben »geschulter« Schützling, der erst mit vierundfünfzig Jahren seine erste Sprache lernte, brachte von da an regelmäßig Zeitungsartikel in die Schule mit, die er übersetzt und erklärt haben wollte. Mit seinem Streben nach Unabhängigkeit und seiner Wißbegierde hob er sich auffallend vom passiven Rest der Gruppe ab. Das erinnerte mich sofort an Ildefonsos erste Geographiestunde und sein Interesse an der Welt – ein direktes Ergebnis seiner permanenten Suche nach Arbeit und dem damit verbundenen Herumreisen.
Jane fügte hinzu, ihr Schüler habe Zahlen und Arithmetik erstaunlich schnell gelernt, noch bevor er sich Sprache angeeignet hatte. Wie auch Ildefonso hatte er fast intuitiv gespürt, daß es ein numerisches System gibt,

und nur eine Starthilfe gebraucht. Er hatte von jemandem ein Rechenbuch bekommen und vieles selbständig daraus gelernt, ohne auch nur eine einzige Erklärung lesen zu können.

Als ich den vierundfünfzigjährigen Schüler kennenlernte, buchstabierte er mit dem Fingeralphabet gleich zu Anfang unserer Begegnung das Wort »v-e-r-h-e-i-r-a-t-e-t« und zeigte mit fragendem Gesicht auf mich. Irgend jemand hatte ihm das beigebracht und erklärt, wenn eine Frau mit »ja« antworte, dann solle er sich nicht weiter um sie bemühen. Jahrzehntelang hatte er weder seinen eigenen Namen gekannt noch das Alphabet beherrscht, und er hatte auch keinerlei schulische Bildung genossen, aber dieses eine Wort buchstabierte er treu und brav jeder Frau gegenüber, die er kennenlernte, bevor er in seiner Kommunikation fortfuhr.

Jane erzählte auch noch von einer sprachlosen Schülerin im Teenageralter, die, wie anfangs auch Ildefonso, keine Lektion zum Thema »Zeit« begreifen konnte. Jeden Sonntagabend wurde sie in eine Internatsschule für gehörlose Kinder gebracht und am Freitag wieder abgeholt. Aber noch Wochen, nachdem sich diese zeitliche Routine eingespielt hatte, weinte sie fast täglich und war nicht davon zu überzeugen, daß sie ihre Mutter ja bald wiedersehen würde. Jane versuchte es mit vielen derselben gestischen und bildhaften Erklärungen, die ich bei Ildefonso auch probiert hatte, doch sie konnte ihrer Schülerin Begriffe wie Stunde, Tag oder Woche einfach nicht vermitteln. Schließlich aber bemerkte das Mädchen von selbst, daß die Mutter jedesmal dann wieder auftauchte, wenn es nur noch eine saubere Garnitur Wäsche im Schrank hatte. Es begann, die Wäsche zu zählen, assoziierte die Anzahl mit dem morgendlichen

Erwachen und erkannte auf diese Weise, was »Tag« bedeutete.

Dennis Galvan, ein hörender Sohn kulturell gehörloser Eltern und Gebärdensprecher seit seiner Kindheit, begann sich für Spracherwerb zu interessieren, nachdem er mit einem zwanzigjährigen gehörlosen Filipino ohne Sprache gearbeitet hatte. Die damit verbundenen Erfahrungen weckten sein Interesse an diesem Thema so sehr, daß er beschloß, darüber eine Doktorarbeit zu schreiben. Ursprünglich wollte er sich in dieser Arbeit mit dem Spracherwerb Erwachsener befassen und zum praktischen Studium Sprach- und Gehörlose heranziehen, die in San Francisco an einem Lernprogramm teilnahmen. Aber noch bevor er beginnen konnte, wurde die finanzielle Unterstützung für das Programm gestrichen. Die Gruppe löste sich auf, und so beschloß er, seine Dissertation statt dessen über den verspäteten Spracherwerb gehörloser Kinder zu schreiben.
Ursprünglich war Dennis nicht als Sprachlehrer angestellt worden, sondern nur, um dem Filipino die Benutzung des öffentlichen Nahverkehrs zu erklären, damit dieser zu seiner Ausbildungsstätte fahren konnte. Dabei brachte er ihm natürlich auch Namen bei, doch schien der Filipino nie zu begreifen, daß ein Name oder ein Zeichen standardisiert sein konnte und somit auch in der Kommunikation mit anderen Menschen anwendbar war. Er kannte einige wenige Gebärden – eine für »Vater«, eine für »Eis(würfel)« –, die er jedoch nur bei der Kommunikation mit zwei Mitgliedern seiner Familie gebrauchte. Möglicherweise dachte er, man müsse für jeden neuen Freund auch neue Namen oder Gebärden erfinden. Wie Ildefonso schlug auch er sich mit Beob-

achten und Imitieren durchs Leben. Dennis war sehr beeindruckt von den hervorragenden räumlich-visuellen Fähigkeiten seines Schülers. Er konnte problemlos ein Schloß oder auch ein ganzes Fahrrad komplett zerlegen, reparieren und wieder zusammenbauen. Nonverbale soziale Verhaltensweisen hatte er durch Beobachtung erlernt und seine Gefühle und Reaktionen dem Vorbild seiner Mitmenschen entsprechend angepaßt. Eines Tages beispielsweise hielt der Zug ungewöhnlich lange an einem Bahnhof, was den Schüler sehr beunruhigte. Dennis konnte ihm weder erklären, weshalb der Zug so lange stehenblieb, noch sagen, daß es keinen Grund zur Beunruhigung gab; deshalb nickte er nur und lehnte sich entspannt in seinen Sitz zurück. Doch das war für den Schüler genug, um zu verstehen, daß alles in Ordnung war, und so lehnte auch er sich beruhigt zurück. Wie Ildefonso hatte auch dieser Filipino keine Ahnung von Gehörlosigkeit und Hören und wußte nicht, was bei ihm nicht »in Ordnung« war und warum er anders behandelt wurde. Besonders interessierte er sich für die Frage, warum er immer mit den Frauen und kleinen Kindern in der Küche bleiben mußte und sich nicht den Männern anschließen durfte. Mit ihnen identifizierte er sich, er wollte zu ihnen gehören, und er konnte nicht verstehen, weshalb sie ihn nicht in ihren Kreis aufnahmen. Wie Mary Ann, das Mädchen aus Ildefonsos Klasse, machte er Sprechbewegungen, die für ihn ohne Sinn waren und nur seinen Wunsch ausdrückten dazuzugehören.

Dennis brachte ihm Zahlen bei, damit er Fahrpläne lesen konnte. Sie begannen mit Gebärden, dann zählten sie mit Hilfe von Strichlisten, und schließlich gingen sie zu geschriebenen Ziffern über. Der Schüler zeigte sich sehr interessiert an Geld und Spielkarten, so daß diese Dinge die wichtigsten Unterrichtsmaterialien wurden. Stunden-, ja tagelang spielten die beiden »War« (Krieg), ein Kartenspiel, bei dem man zählen muß, um den Sieger zu ermitteln. Das Zählen mit einfachen Zahlen lernte er schnell, doch als sie zu Rommé übergingen, verstand er keine Sequenz. Er konnte nur »drei Gleiche« begreifen.

Wie gewöhnlich war das schwierigste Problem auch bei den Fahrplänen die Zeit. Der Filipino kannte nur die Gegenwart; Uhr und Uhrzeit waren ihm unverständlich. Dennis versuchte, ihm das Vergehen der Zeit anhand der regelmäßig verkehrenden Züge zu veranschaulichen. Die beiden saßen also oft am Bahnhof und beobachteten das Geschehen. Wenn ein Zug einfuhr, zeigte Dennis zum Bespiel auf die Zahlen 3 und 10 auf dem Fahrplan und dann auf dieselben Zahlen auf dem Zifferblatt der Uhr und gestikulierte dazu »rechtzeitig«. Dann deutete er auf die nächste Zeitangabe im Fahrplan, zeigte dieselbe Zeit auf der Uhr und wartete, wobei er die Minuten abzählte. Bei jedem Zug gebärdete er entweder »(zu) spät«, »(zu) früh« oder »rechtzeitig«. Viele Züge später konnte der Filipino ausdrücken, ob ein Zug den Fahrplan einhielt oder nicht. Ich frage mich, ob er von da an wohl glaubte, daß Uhren zu Transportsystemen gehörten.

Obwohl der Filipino einige Gebärden erlernte und später vielleicht sogar feststellte, daß er sich damit auch gegenüber anderen Gebärdensprechern verständlich machen konnte, gelang es ihm nie, sich einen Begriff von Sprache als einem System zur Kommunikation zu machen. Die Gebärde für »Fahrrad« etwa repräsentierte für ihn alles, was irgendwie mit Fahrrädern in Zusammenhang stand. Er konnte weder Haupt- und Tätigkeitswörter noch Einzahl und Mehrzahl unterscheiden und gebrauchte ein und dieselbe Gebärde für einen Zug, viele Züge und alles, was mit Zügen zu tun hatte – mit einer einzigen Ausnahme: Er hatte eine extra Gebärde für den Hauptbahnhof.

Da Dennis ausgezeichnet mimen und visuell kommunizieren konnte, stellte ihm sein Schüler viele Fragen, die er jahrelang mit sich herumgetragen hatte. Fast alle bezogen sich auf soziale Situationen, die er beobachtet hatte, aber nicht verstehen konnte. Die meisten hatten mit Sex, Frauen und Beziehungen zu tun – alles Dinge, die für ihn mysteriös waren. Auch Jane Curtan hatte davon erzählt, wie unwissend und verunsichert ihre gehörlosen Schüler, auch viele der gebärdenden, waren, wenn es um Sexualität ging. Da fast alle Unterrichtsmaterialien, die sie fand, für Kinder konzipiert waren, hatte sie nichts, womit sie Probleme und Fragen Erwachsener klären konnte, Themen wie etwa sexuelle Beziehungen, Elternschaft, Rassismus oder politische Entscheidungen.

Einige Zeit später lernte Dennis einen anderen sprach- und gehörlosen Erwachsenen auf einer Gehörlosenparty kennen. Dieser Mann hatte erst kürzlich die Gebärdensprache gelernt. Er drückte sich demgemäß noch etwas unbeholfen aus, konnte noch keine Wörter beugen und behalf sich gelegentlich mit mimischem Ausdruck; im großen und ganzen aber sprach er relativ gut. Die ortsansässige Gehörlosengemeinschaft hatte ihn bereits für sich entdeckt und unter ihre Fittiche genommen. »Wir haben ihm die Gebärdensprache beigebracht, und jetzt hat er einen Job und einen Wagen«, brüsteten sich einige der Anwesenden gegenüber Dennis.

Als Ildefonso mir erzählte, wie er seine Eltern angefleht hatte, in die Schule gehen zu dürfen, mußte ich an Jean Massieu denken, einen Gehörlosen, der Ende des achtzehnten Jahrhunderts in Frankreich geboren wurde. Auch er hatte verzweifelt versucht, seine Eltern davon zu überzeugen, daß er unbedingt zur Schule gehen müsse. Anders als bei Ildefonso aber wurde ihm sein Wunsch schon in relativ jungen Jahren erfüllt. Er lernte Französisch und die französische Gebärdensprache, wurde der erste gehörlose Lehrer und unterrichtete Reverend Thomas Gallaudet, einen Amerikaner, der nach Europa gekommen war, um Gehörlose unterrichten zu lernen. Nach seiner Rückkehr gründete Gallaudet die erste freie Schule für Gehörlose in den Vereinigten Staaten. Edward Gallaudet, sein jüngster Sohn, eröffnete eine Schule für Taubstumme in Washington, D.C., die später zur Gallaudet University erweitert wurde – der einzigen Universität für Gehörlose auf der Welt.
Im Jahre 1800 schilderte Massieu der »Gesellschaft zur Beobachtung des Menschen« sein Schicksal und erzählte unter anderem auch eine Episode, die Harlan Lane in ihrem Buch *Mit der Seele hören* wiedergibt und die der von Ildefonso erzählten sehr ähnlich ist:

> *Bevor ich Unterricht bekam, konnte ich weder lesen noch schreiben. Ich wollte es aber unbedingt lernen. Oft sah ich Jungen und Mädchen zur Schule gehen; am liebsten wäre ich mit ihnen gegangen, und ich beneidete sie sehr. Mit Tränen in den Augen bat ich meinen Vater, mich zur Schule gehen zu lassen. Ich nahm ein Buch und öffnete es verkehrt herum, um meine Unwissenheit zu demonstrieren; dann klemmte ich es unter den Arm, so als*

ob ich zur Schule gehen wollte, aber mein Vater erlaubte es mir nicht. Er gab mir [mit Gesten und Gebärden, die nur innerhalb der Familie verwendet wurden und nicht Teil einer Gebärdensprache waren] zu verstehen, daß ich nie etwas lernen könne, weil ich taubstumm sei. Da weinte ich. [...] Verzweifelt steckte ich mir die Finger in die Ohren und bat meinen Vater voller Ungeduld, meine Ohren zu öffnen. Er erwiderte, dafür gebe es keine Heilung. Ich war untröstlich.

Zum Glück gelangte die Kunde von Massieus Not bis zu Abbé Sicard, einem der Gründer der Staatlichen Institution für Gehörlose in Paris. Dadurch konnte nicht nur Massieu selbst Sprache erlernen, sondern später auch zahllose andere Gehörlose unterrichten.

Man kann noch viele weitere Beispiele für erfolgreichen späten Spracherwerb finden, wenn man nicht nur in Bibliotheken sucht. Bei UNICEF etwa gibt es ein Lernprogramm zum ersten Spracherwerb speziell für Jugendliche ohne Schulbildung. In Paris erhalten gehörlose afrikanische Jugendliche regelmäßig ihren ersten Sprachunterricht am *Institut national des jeunes sourds* (Staatliches Institut für gehörlose Jugendliche). Man darf hoffen, daß mit einer zunehmenden Anerkennung der Gehörlosen in Zukunft auch noch von viel häufigeren Erfolgen beim verspäteten Spracherwerb zu hören sein wird.

Bibliographie

Armen, Jean-Claude: *Gazelle-Boy*. New York: Universe Books 1974. – Orig.: *L'enfant sauvage du grand désert. Découverte d'un enfant-gazelle observé dans son milieu naturel*. Paris: Delachaux et Niestlé 1971.

Austen, Paul: *City of Glass*. New York: Penguin Books 1985.

Bragg, Bernard, und Eugene Bergman: *Lessons in Laughter*. Washington, D.C.: Gallaudet University Press 1989.

Bridges, Thomas: *Yamana-English: A Dictionary of the Speech of Tierra del Fuego*. Rae Natalie Prosser Goodall. Copyright reprint: Zagier y Urruty Publicaciones Cuenca 4463, 1419 Buenos Aires, Argentina 1987.

Bronowski, J., und U. Bellugi: »Language, Name, and Concept«, *Science*, Mai 1970, S. 168.

Brown, Roger: *A First Language: The Early Stages*. Cambridge, Mass.: Harvard University Press 1973.

Curtiss, Susan: *Genie: A Psycholinguistic Study of a Modern Day »Wild Child«*. New York: Academic Press 1977.

Douglas, Mary: *Implicit Meanings*. London und Boston: Routledge & Kegan Paul 1975.

Furth, Hans: *Denkprozesse ohne Sprache*. Düsseldorf: Schwann 1972.

Galvan, Dennis: »The Critical Period Hypothesis: Neurolinguistic and Psycholinguistic Evidence from Delayed First Language Acquisition.« Unveröffentlichte Arbeit. Berkeley: University of California 1985.

Halliday, M.A.K.: *Learning How To Mean*. London: Arnold 1975.

Highland, C., und D. Galvan: »The Need for a Counselor-Teacher for the Deaf in Rehabilitation Settings«, *Journal of Rehabilitation of the Deaf*, 14 # 3, Jan. 1981.

Keyes, Daniel: *Charly* (Flowers for Algernon, dt.). München: Nymphenburger 1970, dtv 1972.

Klima, E., und U. Bellugi: *The Signs of Language*. Cambridge, Mass.: Harvard University Press 1979.
Kroeber, Theodora: *Der Mann, der aus der Steinzeit kam*. München, Esslingen: Bechtle 1967.
La Ganga, Maria: »He's Just a Guy Called Joe: No Identity or Language, He »Doesn't Exist«« und »At Last »Joe« Is Somebody, Court Decides«, *Los Angeles Times*, März und Dezember 1982.
Lane, Harlan: *Mit der Seele hören: Die Geschichte der Taubheit*. München: Hanser 1988.
Lane, Harlan: *Mit der Seele hören: Die Lebensgeschichte des taubstummen Laurent Clerc und sein Kampf um die Anerkennung der Gebärdensprache*. München: dtv 1990.
Lane, Harlan: *Das wilde Kind von Aveyron: Der Fall des Wolfsjungen*. Frankfurt/Berlin: Ullstein 1985.
Lane, Harlan, und Richard Pillard: *The Wild Boy of Burundi*. New York: Random House 1978.
Lenneberg, Eric: *Biologische Grundlagen der Sprache*. Frankfurt/Main: Suhrkamp 1972.
Lurija, A.R.: *Der Mann, dessen Welt in Scherben ging. Zwei neurologische Geschichten*. Reinbek bei Hamburg: Rowohlt 1991.
McKinney, Virginia: *First Language Learning in Deaf Persons Beyond the Critical Period*. Unveröff. Dissertation. Claremont, Calif.: Claremont Graduate School 1983.
Milosz, Czeslaw: *The Collected Poems*. New York: The Ecco Press 1988.
Moores, Donald: »Psychology of Deafness«, *American Annals of the Deaf* 115, Jan. 1970, S. 44.
Natwick, Robyn: »Emerging Features of ASL Grammar Evidenced in Deaf Adults Whose Primary Communication Mode During Childhood Was an Idiosyncratic Gestural System«. Unveröff. Arbeit. San Diego, Calif.: San Diego State University 1985.
Neisser, Arden: *The Other Side of Silence*. New York: Alfred A. Knopf 1983.
Padden, C., und T. Humphries: *Deaf in America; Voices from a Culture*. Cambridge, Mass.: Harvard University Press 1988.

Sacks, Oliver: *Stumme Stimmen: Reise in die Welt der Gehörlosen.* Reinbek bei Hamburg: Rowohlt 1990.

Schumacher, Ernst F.: *Die Rückkehr zum menschlichen Maß.* Reinbek bei Hamburg: Rowohlt 1978.

Scouten, Edward: »The Rochester Method: An Oral Multisensory Approach for Instructing Prelingual Deaf Children«, *American Annals of the Deaf* 112(2) März 1967, S. 52.

Shattuck, Roger: *The Forbidden Experiment: The Story of the Wild Boy of Aveyron.* New York: Farrar, Strauß & Giroux 1980.

Timmerman, Jacobo: *Prisoner Without a Name, Cell Without a Number.* New York: Alfred A. Knopf 1981.

Vygotskij, L.S.: *Denken und Sprechen.* Frankfurt/Main 1977.

Whorf, Benjamin: *Sprache – Denken – Wirklichkeit. Beiträge zur Metalinguistik und Sprachphilosophie.* Reinbek bei Hamburg: Rowohlt 1963/1991.

Wilson, S., A. Nemon, E. Helman, H. Elliott: »Communication Networks: Agents of Social Change for Immigrant and Minority Deaf Adults«, aus: *Papers for the Second Research Conference on the Social Aspects of Deafness.* Washington, D.C.: Gallaudet College 1986.

Filmhinweise

Werner Herzog, Jeder für sich und Gott gegen alle (Die Geschichte von Kaspar Hauser), BRD 1974.

François Truffaut, Der Wolfsjunge, Frankreich 1970.